U0271669

古醫籍稀見版本影印存真文庫

# 疫證治例

清·朱增籍 著

中醫古籍出版社

責任編輯　賈蕭榮
封面設計　張雅娣

**图书在版编目(CIP)数据**

疫证治例 / (清) 朱增籍著. —北京:中医古籍出版社,
2015.9
(古医籍稀见版本影印存真文库)
ISBN 978-7-5152-0746-9

Ⅰ. ①疫… Ⅱ. ①朱… Ⅲ. ①瘟疫-辨证论治-中国-清代
Ⅳ. ①R254.3

中国版本图书馆 CIP 数据核字(2015)第 087888 号

古醫籍稀見版本影印存真文庫
疫證治例　清·朱增籍　著

---

出版發行　中醫古籍出版社
社　　址　北京東直門南小街 16 號(100700)
印　　刷　北京金信諾印刷有限公司
開　　本　850mm×1168mm　32 開
印　　張　15.625
字　　數　219 千字
版　　次　2015 年 9 月第 1 版　2015 年 9 月第 1 次印刷
印　　數　0001～3000 冊
書　　號　ISBN 978-7-5152-0746-9
定　　價　38.00 圓

國家古籍出版

專項經費資助項目

據中國中醫科學院圖書館藏光緒壬辰易知堂刻本影印原書版框高一七六毫米寬一二零毫米

## 出版説明

中醫藥學是中華民族優秀傳統文化的重要組成部分，是我國醫學科學的特色，也是生命科學中具有自主創新優勢的領域。歷代存留下來的中醫典籍是我國寶貴的文化遺産，其承載着中華民族特有的精神價值、思維方法、想象力和創造力，是中醫藥科技進步和創新的源泉。對中醫古籍進行保護與整理，即是保護了我國全部古籍中的一個重要的組成部分。

《古醫籍稀見版本影印存真文庫》在全面調查現存古醫籍版本情況的基礎上，遴選出五十餘種具有較高學術價值、文獻價值的古醫籍，對其稀見的版本進行搶救性地挖掘整理，其内容涵蓋中醫臨床内、外、婦、兒、針灸、五官各科及基礎理論等領域。這些版本多爲亟待搶救的瀕危版本、珍稀版本、孤本、善本，或者曾經流傳但近幾十年來世面上已很難見到的版本，屬於讀者迫切需要掌握的知識載體，具有較大的出版價值。爲方便讀者閲讀與使用，本叢書整理者對所遴選古籍的版本源流及存世狀況進行了考辨，撰寫了提要，簡介了作者生平，評述了著作的學術價值；爲避免在整理過程中出現各種紕漏，最大限度地保留文獻原貌，我社決定採用影印整理出版的方式。

此次所選書目具有兩個特點：一是以學術性和實用性兼顧爲原則，選擇凝結歷代醫藥學家獨到理論精粹及豐富臨床經驗的精品力作，突出臨證實用，并且充分注重各類中醫古籍的覆蓋面，除了喉科之外，其余各類均有涉及；二是選擇稀見版本，影印出版，不僅可以避免目前市場上古籍整理類書籍魚目混雜、貽誤后學之弊，而且能够完整地體現歷史文獻的真實和完整性，爲讀者研習中醫提供真實的第一手資料。該叢書對於保護和利用中醫藥古籍，發揚和傳承中醫藥文化，更好地爲中醫藥科研、臨床、教學服務具有重大的意義。

我社自二十世紀八十年代成立以來，陸續出版了大型系列古籍叢書，影印的有《中醫珍本叢書》《文淵閣四庫全書醫家類》《北京大學圖書館館藏善本醫書》《海外回歸中醫古籍善本集萃》《中醫古籍孤本大全》等，自出版后廣受學界和藏書機構歡迎。實踐證明，以影印爲基礎進行文獻開發，不僅符合學術研究和收藏需要，而且操作性更强，對促進文獻批露意義重大。

在編輯過程中，我們遵循《古醫籍稀見版本影印存真文庫》的編輯規範，進行了嚴格地查重，并查核原書，爲每種圖書制作了新的書名頁，重新編目，讓讀者一目了然。爲了讓讀者真真切切感受古籍的原汁原味，我們對前言和目録均採用繁體竪排形式。需要説明的是，所收珍本中有缺卷或缺頁的情况，由於這些珍本基本上没有復本，我們没有進行配補，僅作了相應的標注，也留下了些許遺憾，敬請廣大讀者諒解。

中醫古籍出版社

二零一五年九月

# 前言

本書為治疫專著。按祖國醫學很早即有對於瘟疫的認識。如《素問遺篇・刺法論》：『五疫之至，皆相染易，無問大小，病狀相似』。仲景《傷寒論・原序》中所云：『余宗族素多，向餘二百，建安紀年以來，尤未十稔，其死亡者三分有二，傷寒十居其七』，當係疫病染易所致。至明吳又可倡言『夫瘟疫之為病，非風非寒，非暑非濕，乃天地間別有一種異氣所感，其傳有九』，認為與傷寒有天壤之隔，然終不能盡棄傷寒之法。清余師愚贊同又可對瘟疫傷寒的鑒別，並進而提出疫疹為火毒，立法當清熱解毒，創清瘟敗毒飲以治暑燥疫。嗣後，關於疫病的論著仍續有問世。

《疫證治例》五卷，清朱增籍撰，增籍字蘭臺，號太廓子，同、光年間湖南湘鄉人。少通經史，長業岐黃，其師王平石治病不主故常，增籍淵源有自，又能即其所學而別出新意。其學術思想以張長沙《傷寒》《金匱》二書為圭臬，而於疫病獨具匠心。本書卷一為《疫病論》，以傷寒者六淫之正氣，疫邪者六淫之沴氣，傷寒邪自外入，由皮毛而肌肉而筋脈而臟腑；疫病沴入口鼻，直干氣道，因而邪自中作，或出而三陽三陰之經，或入而三陽之腑、三陰之臟，與正傷寒小異而大同。辨之之法，在色、神、氣、耳、熱、頭、腹、覺、脈等。初治與傷寒迥異，及其傳佈六經則一。並於古今名方中悟出蘆根一方，直達疫所。卷二卷三為《邪結中道治例》《三陽治例》《三陰治例》，前為證治，後為附方及名家論述。並附《瘟病治例》。卷四治疫醫案皆其生平治療親見效驗者。如治胞弟和親沴邪出入太陰少陰一例，因熱盛邪陷，膠固血脈，反複傳變，纏綿不解，瀕於危殆者幾，而終獲治癒，頗能示人以法則。卷五為六淫勞傷雜病方面的醫案。要之，此書實欲統瘟疫於傷寒之中，而又盡闡其診治之異同，因而能補二家之不逮。

現據中國中醫科學院圖書館所藏光緒壬辰（一八九二年）易知堂刻本

影印。

中醫古籍出版社

# 目録


卿叙……一
鄧叙……九
謝叙……一九
自序……二七
凡例……三三
原書目録……四三
卷一……一
疫病論……一
卷二……二一
邪結中道治例……二一
梔子鼓湯……二五

瓜蒂散……二八
二黃湯……三〇
大黃黃連瀉心湯……三二
附子瀉心湯……三三
半夏瀉心湯……三四
甘草瀉心湯……三六
生薑瀉心湯……三七
旋覆代赭石湯……三九
五苓散……四〇
大陷胸湯……四〇
大陷胸丸……四一
抵擋湯……四二

桃仁承氣湯……四三
小陷胸湯……四三
三物白散……四四
枳實理中丸……四六
三黃石膏湯……四七
三黃湯……五〇
防風通聖散……五〇
涼膈散……五三
天水散……五四
黃連解毒湯……五六
導赤各半湯……五七
二陰煎……五九

犀角地黃湯……六一
附拔三焦沴……六二
太陽證治例……六五
桂枝湯……六七
麻黃湯……七一
小青龍湯……七三
大青龍湯……七七
麻杏石甘湯……七九
五苓散……八〇
桂苓甘露湯……八一
導赤散……八二
豬苓湯……八三

六味地黄丸……八三
三承氣湯……八五
葱鹽熨方……八五
蝸牛膏方……八六
桃仁承氣湯……八六
抵擋湯……八八
附蓄血熨方……八八
陽明證治例……九一
葛根湯……九五
升麻葛根湯……九六
柴葛解肌湯……九八
白虎湯……一〇〇

如神白虎湯……一〇二
玉女煎……一〇三
竹葉石膏湯……一〇五
小承氣湯……一〇六
調胃承氣湯……一〇六
大承氣湯……一〇八
蜜煎導方……一一〇
豬膽汁方……一一一
附苧根方……一一一
黃龍湯……一一三
少陽證治例……一一五
小柴胡湯……一一六

大柴胡湯……一二一
柴胡加芒硝湯……一二三
溫膽湯……一二三
卷三……一二七
太陰證治例……一二七
桂枝加芍藥湯……一三〇
小建中湯……一三一
桂枝加大黃湯……一三三
大承氣湯……一三三
乾薑黃連黄芩人參湯……一三三
理中湯……一三四
厚樸生薑甘草半夏人參湯……一三八

桂枝人參湯……一三九
梔子蘗皮湯……一四〇
茵陳蒿湯……一四一
麻黃連翹赤小豆湯……一四二
茵陳四逆湯……一四三
茵陳理中湯……一四三
茵陳五苓散……一四三
少陰證治例……一四五
麻黃附子細辛湯……一四八
麻黃附子甘草湯……一四九
四逆散……一五一
黃連阿膠湯……一五四

豬苓湯……一五六
桃花湯……一五八
甘草湯……一五九
桔梗湯……一五九
半夏散及湯……一六〇
苦酒湯……一六一
豬膚湯……一六三
大承氣湯……一六四
四逆湯……一六五
白通湯……一六六
白通加豬膽汁湯……一六七
黃連湯……一六九

附子湯……一七〇
真武湯……一七二
通脈四逆湯……一七六
吳茱萸湯……一七八
厥陰證治例……一八一
當歸四逆湯……一八三
大承氣湯……一八六
白頭翁湯……一八六
白虎湯……一八八
四逆加吳茱萸湯……一八八
四逆湯……一八八
通脈四逆湯……一八九

吳茱萸湯……一九〇
瓜蒂散……一九一
烏梅丸……一九一
麻仁丸……一九五
炙甘草湯……一九六
附瘟病治例……一九九
瓜瓤瘟……一九九
生犀飲……一九九
大頭瘟……二〇〇
普濟消毒飲……二〇一
輕清透解方……二〇九
托裏化毒方……二一〇

捻頸瘟……二一〇
荆防敗毒飲……二一一
楊梅瘟……二一三
人中黄丸……二一三
清熱解毒湯……二一四
疙瘩瘟……二一五
人中黄散……二一五
絞腸瘟……二一六
雙解散……二一六
赤蓼方……二一七
煙膏方……二一八
軟脚瘟……二二〇

蒼朮白虎湯……二二〇
虎潛丸……二二三
二妙散……二二三
二妙地黃湯……二二四
卷四……二二五
沴邪蘊蒸肌表入府一則……二二五
沴邪與正氣混合一則……二三一
沴邪纏綿日久一則……二三七
表裏通氣隨通一則……二三九
裏氣通下黑水標氣隨通一則……二四一
沴邪蘊蒸致熱甚神昏一則……二四三
沴邪多方不解解沴轉危為安一則……二四七

蘆根方透發邪潰虛熱上逆一則……二四九
診邪兼出三陽傳瘧一則……二五一
診邪留戀中道痞滿一則……二五五
診邪彌漫三焦一則……二五七
診邪內鬱體厥一則……二五九
邪陷太陽經府同病……二六一
邪入太陽之府蓄血一則……二六三
附致王槐溪先生書……二六五
診邪透發餘邪獨出少陽一則……二七一
診邪少陽樞機不利結胸一則……二七三
少陽經府同病一則……二七五
診邪傳佈太陰餘毒留戀一則……二七九

沴邪出入太陰少陰留著肆虐一則……二八一
沴邪隨少陰寒化一則……二九三
邪入少陰之藏服藥大汗而解一則……二九五
產後邪入少陰裏寒外熱一則……二九九
邪入少陰解沴即交通水火一則……三〇五
邪入太陰少陰寒化一則……三〇七
邪出厥陰一則……三〇九
邪入厥少二陰清補兼投一則……三一一
邪傳厥陰熱深厥深一則……三一三
邪傳厥陰經藏同病一則……三一五
邪入厥陰之藏囊縮熱證一則……三一九
誤服寒涼邪入三陰病隨寒化一則……三二一

卷五……三二五
附勞神感風病發成痓一則……三二五
附胃風環唇麻癢一則……三二九
附陰寒直中少陰一則……三三一
附寒中少陰上逆腎病及肝一則……三三三
附婦人經來貪涼邪中三陰一則……三三五
附邪中厥陰囊縮寒證一則……三三九
附挾虛傷寒垂危用參附溫托一則……三四三
附邪中三陰溜府一則……三四五
附太陽少陰兩感證一則……三四九
附氣虛傷暑益氣一則……三五一
附濕熱下溜魄門一則……三五三

附霍亂服薑附過燥潤喉通關一則……三五五
附痰火為害變生狂疾一則……三五七
附心肝火王怪變百出一則……三五九
附熱邪幹胃狂釃無倫一則……三六三
附心神不足病發善笑一則……三六五
附臟躁病久悲哭傷肺一則……三六七
附胃陰不足咽燥乾嘔一則……三六九
附胃氣不能統攝致嘔吐清涎一則……三七一
附厥陰風木震動變生嘔逆一則……三七三
附腎中水勝怪變百出一則……三七五
附痰因欲火鬱結變生咳發一則……三七九
附邪傳厥少風水相搏病發奔豚一則……三八三

附水飲射肺變生胸膈刺痛一則……三八五
附中樞不運升降失職一則……三八九
附午後鼓脹屬離火不生艮土一則……三九三
備録方……三九五
備急方……四三〇
跋……四〇九

# 疫證治例

侶霞山館珍藏

光緒壬辰夏

易知堂藏板

汴人戴升廷率男永年刊

周禮夏官方相氏帥百隸而時儺以索室驅疫月令謂地氣沮泄民必疾疫内經論五運六氣水火加臨刑德互易不言疫而疫實由之居恆每慨古之為醫者洞曉陰陽道進乎技何於治

疫獨缺及讀前漢書藝文志內
經難經編帙之多不止世本所
傳瘟病痺病痿病論各數十卷
今皆無存可知治疫一門散亡
久矣又可吳氏生數千載後獨
闡其祕信乎靈心慧舌第主達

原以逐疫其後攻裏養陰不遏
數方後人變為涼表耆术諸藥
不在禁例立說較圓法猶未備
至元御黃氏指麻痘為熱疫寒
疫分六經以出治似特為治疫
者別開生面尚未以之治疫也

吾友　朱君蘭臺聰穎過人少
通經史長業岐黄近作疫証治
例一書融會古義推本長沙用
蘆根之甘寒易達原之峻厲選
用諸方各從其類似創實非創
也夫六經不止為傷寒設内經

一日太陽一條明指類傷寒為言疫証何獨不然難經虛損一節順傳逆傳不外六經內傷且然況疫自外感乎然則諸病統於六經六經各有主藥察化氣之性情驗禀賦之強弱因寒因

熱變通盡利醫道思過半矣然而豈易言哉朱君自言受學於平石王公公曠逸卓越所為詩歌吾少時嘗擬之儲韋一流其治病不主故常能於古書外自出新意故投之立効朱君淵源

王公又能即所學於公者自出新意茲編可覆而按也余於醫書涉其藩未探其奧不敢強作解事謬爲稱美顧世之善醫者不少矣讀朱君之書自能斯愛斯傳流播無窮且明效大驗卷

未各按朱君已鑒〻自言之又豈待余之附贅而垂疣故特書大意於簡端以見朱君為醫中國手不背古亦不泥古可為有志學古者法爾

教弟果夫卿中瓚拜譔

序

歲辛卯吾友朱君蘭臺出所著疫病論見示且索敘余敘何足爲君重生平於醫學毫無心得今欲强夏蟲而語冰既無當高深且益足爲識者哂雖然余則

何能已已余以乙亥歲犯煩熱延君診治謂是心血過耗遊騎無歸火散之吾從而收之前後處數方其病如失今之苟延殘喘眠食如常者皆君賜也雖不文其昌敢辭君之醫得名三十

有餘載往歲從晴漣師游雅善君君齒與余埒資性亦不相上下顧余呰窳無狀君聰强堅卓三代兩漢之書罔弗讀讀未徹雖夜分不少休時攻制舉文滿擬甲乙科可垂手得既不第遂

專治方書问道王公平石研經石龍山祖述金匱諸書風雨一編潵思渺慮庶幾獨有千秋也者而譽望竟自此隆隆起余每訪君輒外出赴人遠近請尾之又為人中途偵邀遮送迎贈不

淂歸二則戶方扃肩輿馬僕書刺已襆還丞甚或裹糧携杖詣就診乞方藥仝集一時躄者棄杖蠱者約帶羸者控拳皆稱之曰良醫良醫無異詞而君不以此自憙對人語詩古文辭及陰

陽術數辨古今事當否論人高下俱有夙契偶尔測脈審證應弦赴節究亦不自知其所以然大都規矩神明了然心口故有堊盡而鼻不傷之妙昔宋文憲公贈醫師周漢卿序傚史遷倉

公列傳疏其所治十餘人病狀欲以備國史之採集中醫案殆亦有見於此愧余力薄無以張之序君集知君利物濟人原不專在醫即以醫論亦不專在疫病然即此見君之解悟出入長

沙而總以傷寒六經爲宗旨吴
又可先生瘟疫論行世由今觀
之尚有書不盡言言不盡意之
處君治病不主故常而立方簡
老當病勢危篤時羣醫咋舌奏
刀騞然或衆人嘻嘻則又戒曰

是不治已而卒如其言諱者至以君之玄留決休咎而君以是遂應接不暇閒君著述甚富是集第全豹之一班其亦救世之婆心有不得已者與海內先睹爲快宜何如珍護而尋繹之也

是為序

光緒十七年辛卯季冬月研愚

弟鄧湘傑謹譔

敘

古有凝神於藐姑射之山者乘雲氣御飛龍能使物不疵癘而年穀熟此所謂通造化助生成功垂鉅勳德至宏也遙望古今有幾人哉則與衆並生苟有術

以濟之其亦可以無負矣吾友朱君蘭臺先生二十年前相晤於其族翠峰司馬家與余論人身水火之不可偏勝一言結契遂成莫逆蓋其性善悟其業於人有濟而進之又有以康濟其

身故至則余輙喜相與劇談竟夕不倦其後余南北奔馳頻年在外間亦握手為歡而求如往日之深談已不可得及至郴州兀坐冷署萬山森列罕聞足音感念曩昔彌懷蘭臺不置乃雜

緒方殷故人書丕具言近著痧
證治例書五卷而其治痧之道
則悟出蘆根一方效捷桴鼓讀
之若為其所新得而余追維往
事蘭臺不嘗以蘆花已余牙根
之血乎然吳下阿蒙今昔殊觀

蘭臺之悟蓋有進焉者矣漢時郴地有蘇仙者上昇時別母曰明年郡有疫庭前井水橘葉可救之及疫作服者果立愈至今藥肆常書橘井流香四字而未聞有用之著奇效如當日者則

仙機之妙人所難明非似蘭臺著書傳世凡遇是證者皆可施是方也近世風會日薄偏駁之氣恆中於人心而水旱癘疫之災又疊出而爲患欲爲蕩滌消除兆實有心得者每苦於束手

無象登蘭臺物理之格若是則
濟人固已善其術而所以康濟
其身者當益悟之精而行之篤
登蘭臺勉乎哉安知異日不將
凝其神而可化物之疵癘耶因
不揣固陋書以遺之

光緒十八年二月愚弟謝寶圭

謹敘於郴州學署之玩易軒

自序

籍受學於外睛漣明經最久外常言學須有濟於世籍曰思醫者濟世之一端遂業醫醫書汗牛充棟每嘗披覽之餘汪洋浩渺莫測指歸後從先師王平石

公遊公示籍曰是道當奉張長沙傷寒金匱二書為圭臬果能潛心玩索遊刃有餘博及羣書亦不過二書之緒餘而已籍領命歸致道呂龍山研求傷寒經旨頗見六經大意繼讀金匱益

知其文緣字神妙莫名文理雖變其大要皆渾化六經而立言從是畫方治人每多桴鼓相應第疫氣流行何地蘊有溯厥病由經文闕如於是廣採先賢著說皆謂疫從口鼻而入而其立

論出方彼此不同茫無定律闊然於心者幾歷年所光緒戊子治小子光馥疫病悟出從入口鼻直干氣道邪正混合彌漫匡廓與傷寒始異終同出入不出乎六經之理厥後臨證諦審更

覺此理確然不易信乎長沙醫
中之聖六經萬病之谿而吾師
所謂學是其緒餘識見道之言
也籍不敏雖素窺長沙洞奧而
疫病之機軸出入當要宗長沙
六經之例以為治若云濟世則

吾豈敢

# 凡例

一是編以張長沙六經爲主逐條分晰醫者必先深究六經洞悉藏府臨證時相診邪之出入審元氣之厚薄用藥方中肯綮庶免蒙混之弊

一論中診邪直干中道其傳布該以出入二字蓋藏府居匡廓之内六經循匡廓之外故邪溢三陰之經亦以出字隸之醫者治疫以中道爲機軸則三十輻共一轂矣而邪氣之出入又何能逃其烱鑒

乎。

一論中雖寒熱並舉。其實疹乃熱邪從熱化者十之八九。從寒化者十之一二。彼藏府平和、元氣博厚。熱從熱化固不待言。即元氣不甚薄弱。亦每多從熱化。若素稟陰藏。疹邪一人無不從寒而化。又有過服寒涼。元氣受傷。邪從寒化者。亦不少。須諦審病證不可草率。

一疫病初起。如審證不確。無妨照常法治之。如敗毒

散羌活湯小柴胡湯之類疏散邪氣不愈乃以疫病方揆之最爲穩治

一傷寒六經皆有表證前賢註釋將三陽經證提出以桂枝麻黃大小青龍等湯治太陽以葛根湯治陽明以小柴胡湯治少陽而於三陰經證隱而不發以致後世醫者當邪入三陰混同論治悖戾長沙經旨斯編將三陰經證提出而藏證躍然在目臨證遂一分辨庶不差謬至合病併病壞病陰陽

易病食復勞復等病當按長沙法爲治例因集隘不能備述讀者諒之

一長沙六經逐一分治不差絫黍在傷寒本無遺漏自卒病論失傳而後人於疫病各逞己見議論紛出與聖經不無相悖斯編以蘆根方爲主直達疫所侯疫邪潰後相其出入按證施治仍不外乎六經所謂變而不離其宗也

一葉天士以疫邪從口鼻而入分布三焦是也謂與

傷寒六經大不相同則非蓋萬病不出六經舍六經而言治則治非其治矣余自臨證以來凡遇疫病先行透解不輒用寒涼淹遏邪氣輕者隨愈重者必出此入彼看邪在何經按經用藥無不切中病情此六經治例所由而作也知我罪我付之而已

一疹邪直干中道彌漫三焦膻中正受薰蒸所以初起每多神識不清衹得透發疹邪神識自清若葉

天士吳鞠通輩當疫邪初起時見有神昏之證輒用牛黄瓜至寶丹掩遏邪氣與楊栗山肆用寒涼同一關門逐賊之舉讀是書可以悟知

一疹邪直干肺胃多發咳嗽日則微熱入暮發熱更甚脈沉數或中取而數醫多以勞瘵治之纏綿不愈辨的是疫即投蘆根方照咳嗽加減法治之無不應手取效亦有虛損日久服補劑不效如値疫氣流行務宜審愼夾疫夾疫者必先解疫然後理

損乃克有濟。否則貽誤匪淺。

一是編選藥不一。其類全在臨證時斟酌運用。如太陽方五苓散中白朮助其轉輸。而有熱蓄膀胱不宜白朮而宜滑石木通者。如太陰方理中湯燮理陰陽。而有邪陷太陰加桂枝以升陷邪者。若此之類不可枚舉。在醫者圓機審取。故論中以輩字該之。

一是編所錄諸方。悉出長沙。長沙書所未備者。竊取

前賢名方附之湯下旁注姓字以明方所從來其有云某方未注姓字者是余得諸方外別傳親手取效可補前人之缺故亦附之

一編中方解有全錄前賢舊說者必首舉其姓名間有獨下己意者即冠一按字為分明以示不敢掠美耳

一編末治疫醫案若干則皆生平用心體貼親見效驗與論中所言各證實相符合故特表而錄之合

閱者知余論中所載確有明徵其大頭瘟捻頸瘟輭脚瘟諸案雖論中所未及而方書瘟疫同論不可棄也其致王槐溪書雖屬一時贈答之文究係治疫正論與諸案互相發明亦備錄之

一編中綱領處用連△條目處用單△精義處用連○要言處用連●斷句處用單●逐一標識庶閱者開卷了然

一是編以治疫命名則六淫勞傷雜病等案本不宜

混入。因序例中有萬病不出六經。六經爲萬病之鎔等語。故略附數十則以發其凡。六淫勞傷雜病論俟續出。

# 疫證治例

## 目錄


卷一

序四首

凡例十五條

疫病論

卷二

一 邪結中道治例

太陽證治例
陽明證治例
少陽證治例

卷三

太陰證治例
少陰證治例
厥陰證治例
附瘟病治例

卷四

痧邪蘊蒸肌表服蘆根方表解而入府之邪不隨之而解通其裏餘邪復還表而解一則

痧邪與正氣混合游行上下服蘆根方微汗痧出病似小愈加託裏藥乃得大汗全解一則

痧邪纏綿日久欲出不能服蘆根方表氣通汗出發疹漸解一則

表氣通裏氣隨通下血塊一則

裏氣通下黑水而表氣隨通一則
診邪蘊蒸致熱甚神昏舌胎黑焦殭卧待斃卒
得蘆根託解汗出回生一則
診邪蘊蓄不解雖多方調理罔濟解診乃能轉
危爲安一則
診邪得蘆根方透發邪潰表裏分傳通其裏氣
虛熱上逆一則
診邪蘊蓄兼出三陽而少陽爲甚得蘆根方提

解遂傳瘧疾嘗並提三陽之邪以治瘧一則
診邪留戀中道上中二焦痞滿一則
診熱甚彌漫三焦得梔子金花湯頓解一則
診邪內鬱陽氣不達膚表體厥一則
邪陷太陽經府同病一則
邪入太陽之府蓄血一則
附致王槐溪先生書
診邪得蘆根方透發諸證已解而餘邪獨出少

陽一則
邪傳胸中少陽樞機不利證成結胸一則
少陽經府同病一則
診邪傳布太陰按例治之餘毒尚留一則
診邪出入太陰少陰服理中輩而邪不服病似
小愈過數日又肆其虐一則
診邪隨少陰寒化一則
邪入少陰之藏服通脈四逆湯至子丑時值少

陰主氣大汗而解一則
產後邪氣乘虛徑入少陰裏寒外熱一則
診邪傳入少陰致心腎不交解診即交通水火一則
邪入太陰少陰寒化一則
邪出厥陰一則
邪入厥少二陰診隨陰化得大劑溫託便通汗出病似小愈而餘邪不服當清補兼投一則

邪傳厥陰熱深厥深一則
邪傳厥陰經藏同病一則
邪入厥陰之藏隨陽而化囊縮熱證一則
悞服寒涼邪入三陰診隨寒化一則

卷五

附勞神感風病發成痙神明昏亂差似癲人一則
附胃風環脣麻癢一則

附陰寒直中少陰一則
附寒中少陰循衇道上逆腎病及肝一則
附婦人經水適來貪涼過甚邪中三陰寒凝血室目中見鬼一則
附邪中厥陰囊縮寒證一則
附挾虛傷寒不温補助血化汗證變垂危仍用蔘附温託汗出全解一則
附邪中三陰溜府一則

附太陽少陰兩感證少陰得人薓四逆寒凝已解而太陽餘熱入胃一則

附氣虛傷暑清暑益氣一則

附溼熱下溜魄門則生痔痔隱溼熱上蒸證似虛勞一則

附霍亂服薑附過燥潤喉通關一則

附痰火爲害變生狂疾一則

附心肝火王怪變百出必須舉水滅火持金伐

木一則

附熱邪干胃狂讝無倫一則

附心神不足病發善笑必補養心神一則

附藏燥病久悲哭傷肺須補肺氣腋一則

附胃陰不足致咽燥乾嘔須養胃清燥一則

附胃氣不能統攝以致嘔吐清涎肌肉消瘦須

養胃調中一則

附厥陰風木震動變生嘔逆一則

附腎中水勝火不生土土不制水怪變百出一則

附痰因欲火鬱結變生咳髮怪病一則

附邪傳厥陰少陰風水相搏病發奔豚一則

附水飲射肺變生胸膈皮膚肌肉刺痛等證治經數月不嘔水汗出終莫能測一則

附中樞不運升降失職法宜扶陽培土使中氣有權升降自如一則

附午後鼓脹屬離火不生艮土一則

備錄方

備急方

跋一

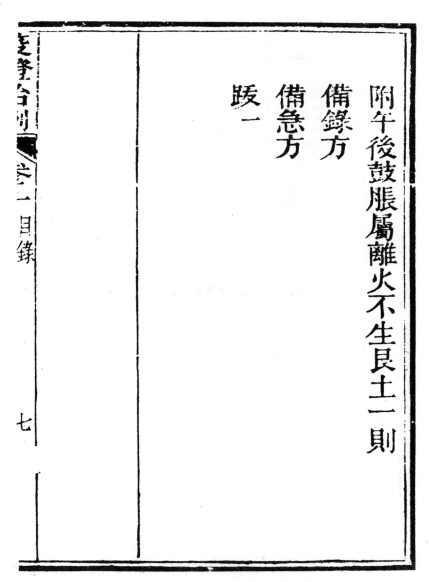

疫證治例卷一　　侶霞山館珍藏

湘鄉太廓子朱增籍蘭臺氏著

壻戴長銓鏡渠校字

男光馥樹桂

及門諸子　仝參訂

疫病論

風寒暑溼燥火六氣失時是謂六沴沴惡氣抑毒氣也沴氣之作多値陰陽勝復二五駁雜之候晦霧蒙

空黃沙蔽天雖平原曠野與嶺南之嵐瘴同氣人在氣交之中呼吸吐納清濁混淆中其毒者率由口鼻入口氣通地鼻氣通天口鼻受邪直干肺胃稽留氣道蘊蓄軀殼病發爲疫證類傷寒來路既異初治與傷寒迥殊及其傳布六經則一也傷寒邪自外入由皮毛而肌肉而筋脈而藏府疫病邪自中作或出而三陽三陰之經或入而三陽之府三陰之藏聽邪氣之出入以爲出入而邪氣之出入又每隨人元氣之

厚薄藏府之寒熱以爲傳化醫者當隨邪氣之傳化以施治不可泥古以疫爲熱邪輒用寒涼草菅人命也所刱蘆根方隨邪氣之傳化運用抽添用之得當藥入口表氣即通有從汗或衄或斑疹或戰汗而解者有表氣通而裏氣亦隨之而通或從小便黃赤或大便溏或下黑水或下黑血而解者有裏氣通而表氣亦隨之而通鬱熱一下登時發疹或汗出而解者蓋以斯方透發疹毒邪無附麗故也其或疹邪膠固

纏綿中道蘊蓄三焦上極而下下極而上如膠投漆莫之能離如油入麪莫之能出當從中道驅逐邪結在上梔豉二黃湯輩邪結上中陷胸瀉心湯輩邪結三焦防風通聖散三黃石膏犀角地黃湯輩則不慮稽留中道之爲害也若服蘆根方中道沴毒雖藉透發而邪潰而傳三陽經府當按三陽經府證例治之邪潰而傳三陰出而太陰之經桂枝加芍藥湯少陰之經麻黃附子細辛湯四逆散厥陰之經當歸四逆

湯輩入而三陰之藏則有寒有熱辨證最宜分曉如其人元氣素旺隨陽化熱者黃連阿膠桂枝大黃白頭翁湯輩按三陰熱證例治之如其人元氣素衰隨陰化寒者四逆理中吳茱萸湯輩按三陰寒證例治之然治法如此而奏效殊難服四逆輩正信邪詘有濈然汗出還表而解者有中氣有權穢惡隨下還府而解者有邪不服病似小愈過數日而又肆其虐者蓋診雖隨陰而化終屬熱邪四逆輩能扶陽不能祛

沴以沴邪滋蔓故也當此之際在視人之正氣以匡救之如正將復而邪盛者間用清潤之品玄參生地黃輩或用攻於補黃龍湯輩用剿於招附子瀉心湯輩俟邪稍退又當顧正如正未復而邪盛者當清補兼投炙甘草湯元參地黃湯玉女煎輩或寒溫並進連理湯黃連湯烏梅丸白通加豬膽汁湯輩正復而邪亦徐服此等治法在旁觀鮮不以爲用藥顛倒而不知治疫而至三陰醫者非三折其肱不能隨機應

變因病制方也雖然邪之出入三陽三陰與正傷寒小異而大同若初起而審辨不確鮮不以疫病誤作傷寒者辨之之法一在色傷寒初起面色光潔疫病初起面色晦滯一在舌傷寒之舌在表色白入裏則黃由黃而燥而黑疫病之舌初起或白或白厚或白黃或淡黃或黑黃甚至多有腫者迨傳入胃則燥黃而黑然黑黃亦有隨三陰寒化而見尤宜參證審辨一在神傷寒初起神不昏迷至傳裏入胃始神昏譫

語疫病初起神識不清擾亂煩躁如醉如癡妄見妄言一在氣傷寒初起室中有汗臭氣疫病初起只有一種穢氣觸人鼻觀善者入室便知一在耳傷寒邪傳少陽始有耳聾之證疫病初起則氣逼兩耳恍若甕覆甚者萬籟交集殊難耐過一在熱傷寒初起發熱惡寒頭疼體痛疫病初起證類傷寒或先憎寒而後壯熱或壯熱微覺惡寒沈沈默默其熱入暮更甚無汗一在頭傷寒初起頭項強痛疫病初起頭顱緊

[illegible]或痛或眩暈一在腹傷寒入裏乃腹滿脹痛疫病初起臍腹多板實不靈一在覺傷寒初起有無煩熱疼痛確覺其處疫病則內府揮霍撩亂無可奈何莫名其狀莫覺其所一在脈傷寒自外而入初起脈多浮或兼緊兼緩兼長迨傳入裏始不見浮至數清楚疫病自中而作初起脈多沉取或中取有數有遲迨自中達表其脈多中取而數或兼弦兼緊至數模糊凡此數端亦不必求備但有三四確證即以疫病方

揆之而自不至指鹿爲馬也光緒戊子秋小兒光馥染疫當萬難措手之時細繹古今治疫名方竊取其中藥品之精粹者名曰蘆根方投之立應越二年庚寅疫又盛行檢是方與人無不應手取效雖由一時冥悟亦或鬼神通之謹縷陳病原臚列方治若能尋余所集縱疫邪變證百出而規以中道六經殊少牘義至入乎法中超乎法外覽吾言而筌蹏相忘是所望於後之君子

蘆根方　徵驗噘證詳前論中

蘆根鮮者一二兩 乾者五六錢　金蟬蛻去泥土 三錢

殭蠶三錢　金銀花三錢　生甘草二錢

薄荷二錢

按蘆根甘寒益胃清熱方書載爲胃藥者以甘也。且以是物植於汚泥中而潔白如雪中虛多節又似肺管以色以象直入肺胃解疹毒而不傷正氣故爲肺胃要藥薄荷辛涼疎表銀花清熱化毒蠶食桑桑乃東方神木上應箕宿蠶獨食此得氣之清雖因風而殭而又善於化蟬胎於檵蘭尹子云蜣蜋轉凡凡成而精思之而有蝡白者存凡中蛻去殼成蟬用此徑入沴氣中同氣相求且性最清潔出穢惡而不染日吸風露而又善於脫沴氣伏留清道得此二味善脫善化之品相解於無聲無色之中眞有匠石斲鼻庖丁解牛之妙

釋蘆蘆生下溼陂澤之中形似竹中空色青其大

者高數丈。葉長似箬。箬弱南人取箬葉作笠及裹茶鹽包米糉女人以襯鞵底小者葉短似竹。皆抱莖而生。其花名蓬蕽。葱蔚可愛。能止衂血。按蘆又名蒹名葭名亷名萑名葦名荻名菼名亂。毛萇詩疏云初生曰葭未秀曰蘆長成曰葦。是葭葦卽蘆之別名也。爾雅蒹亷疏云葦之未成者爲蒹。一名亷。陸璣詩疏云蒹水草也。堅實牛食令牛肥彊。青徐人謂之亷。是蒹亷卽葦與蘆之別名也。周官席用萑。注云萑如葦而細。詩八月萑葦疏云初生者爲菼長大爲亂成則爲萑是萑菼亂又葦與蘆之別名也說文荻萑也晉書並謠官家養蘆花爲荻是荻又葦與蘆之別名也總之蒹葭萑葦蘆荻菼亂通爲一物不容區分其根入藥性味皆同所以異名之者因其生長次第而別之也用者必取水底味甘平者其露出及浮水中者並不堪用又別有一種植生岡壠名爲岸蘆其枝幹葉穗皆同而其性迥別不宜入藥蓋惟下

涇之蘆氣味甘寒乃可以之治熱也此物多生大江隄畔我境僻處山谷惟溪澗池沼閒閒有生者醫者宜平常留意以便臨時認取若或近處絶無必在江畔預為採歸蓄諸藥籠值瘟氣流行之年功用不小

蘆根方兼證加味法

元氣王者加黄芩白芍知母連翹

元氣衰者加人蔘萎蕤或生黄耆

血虧者。加當歸白芍生地黄。
中寒而嘔者。加生薑半夏藿香。
火逆而嘔者。加石膏橘皮竹葉半夏。
咳嗽屬寒者。加陳皮茯苓半夏桔梗。屬熱者。加貝母花粉杏仁麥冬。
胸膈滿者。加枳殼桔梗。
咽喉腫痛者。加連軺牛蒡子元蔘桔梗馬勃荆芥。
渴者。加竹葉花粉石膏。

衄者加側柏葉炒黑白茅根
外寒束疫者加麻黃杏仁石膏
正値嶺南嵐瘴之地加蒼朮荆芥或藿香
先定主藥然後相沴邪之出入兼證加味
兼太陽之經加羌活
按羌活氣甚穢惡與沴同氣邪溢太陽羌活最
宜但胃虛人不可服服之令人嘔宜麻黃或桂
枝

兼陽明之經加葛根。

兼少陽之經加柴胡。

此治疹邪兼出三陽之經分經出治也然疹邪稽留氣道多匿而難達大要以出表爲順入裏爲逆吾每於初起時卽加羌活葛根柴胡三味並三陽而提之極爲捷效

兼太陽之府加木通澤瀉滑石。

兼陽明之府加石膏知母大便實者加芒硝大黃。

兼少陽之府加黃芩

此治診邪兼入三陽之府出其治法也診氣與正氣混合得蘆根方相其出入加味誠執中用兩之道診邪每多解散而愈如不愈而診氣膠固中道按中道例治出入三陽三陰按六經例治方法臚列於後

# 疫證治例卷二　　　　侶霞山館珍藏

湘鄉太廓子朱增籍蘭臺氏著
壻戴長銓鏡渠校字
男光馥樹桂　仝參訂
及門諸子

## 邪閉中道治例

沴邪鬱結上焦壅塞心胸胸中窒煩熱或發汗吐下後虛煩不眠劇者反覆顛倒心中懊憹梔子豉湯主

之若素有飲邪挾飲上滯胸中痞鞕氣衝咽喉不得息寸脈微浮瓜蒂散主之其或沴熾上部咽喉腫痛頭面腫大口瘡目赤二黃湯主之

沴邪鬱結上中二焦虛邪則心下痞滿按之自濡脈關上浮大黃黃連瀉心湯主之痞而惡寒汗出附子瀉心湯主之痞而發熱嘔逆半夏瀉心湯主之痞而下利腹鳴乾嘔心煩甘草瀉心湯主之痞而下利腹鳴乾噫食臭生薑瀉心湯主之痞而噫氣不除旋覆

代赭石湯主之痞而尿閉燥渴五苓散主之　實邪
則心下結鞕痛不可近脈沉緊大陷胸湯主之結鞕
項强如柔痓狀大陷胸丸主之結鞕微熱但頭汗爲
水結大陷胸丸主之結鞕漱水不欲嚥爲血結抵當
湯或桃仁承氣湯主之結鞕正在心下按之始痛脈
浮滑爲小結小陷胸湯主之結鞕身無大熱口不燥
渴爲寒實三物白散主之又有寒實結胸因屢經下
後虛氣上逆胸膈高起手不可近枳實理中丸主之

按結胸痞滿在傷寒由誤下在疫病自中作多有不經誤下傳變聽沴邪乘其虛實而干之以邪原在中道所傷至易也

沴邪蘊蓄三焦大熱煩渴衄洪數表實無汗三黃石膏湯主之裏實祕結三黃湯主之表裏俱實防風通聖散主之尿赤而澁涼膈散合天水散主之熱甚斑狂煩躁譫語黃連解毒湯主之身熱衄和目赤脣焦神昏獨語狀如醉人導赤各半湯主之煩熱驚狂多

言喜笑水不制火二陰煎主之壯熱發斑吐衄便血漱水不嚥犀角地黃湯主之

彙方

梔子豉湯

梔子　香豉

水煎温服得吐者止後服凡用梔子湯病人舊微溏者不可與服之

若少氣者加甘草名梔子甘草豉湯

若嘔者加生薑名梔子生薑豉湯

若下後心煩腹滿臥起不安者去香豉加厚樸枳實名梔子厚樸湯

若大下之後身熱不去心中結痛者去香豉加乾薑名梔子乾薑湯

錢斗保曰煩熱胸中窒者以所陷之邪輕故祇煩熱胸中不快也梔子苦能湧泄寒能勝熱香豉輕腐上行佐梔子使邪熱上越於口庶一吐而胸中

舒煩熱解矣若發汗吐下後虛煩不眠劇者反覆顛倒心中懊憹是邪熱乘虛客於胸中所致既無可汗之表又無可下之裏故用梔子豉湯順其勢以涌其熱自可愈也有前證若更加少氣者是熱傷其氣也加甘草以扶之若嘔者是熱迫其飲也加生薑以散之若下後心煩腹滿臥起不安者是熱與氣結壅於胸腹之間故宜梔子枳樸涌其熱氣則胸腹和而煩自去滿自消矣若大下之後身

熱不去心中結痛者是表熱裏寒之證故惟以梔子之寒乾薑之熱並舉而涌之則解表温裏兩得之矣豈尚有身熱結痛而不盡除者哉

瓜蔕散

瓜蔕炒黄　赤小豆

右二味各別擣篩爲散已合治之取一錢匕以香豉一合用熱湯七合煮作稀糜去滓取汁和散温頓服之不吐者少少加服得快吐乃止諸亡血虚

家不可與瓜蒂散　按熱甚者加梔子更佳

方有執曰胸中痞鞕痰涎塞膈也氣衝咽喉不得息痰飲上逆或謂喉中聲如曳鋸是也瓜蒂散瓜蒂苦寒能吐頑痰而快膈小豆酸平善涌涎沫而逐飲香豉能起信而潮汐舟載二物上行庶使胸膈之邪一涌而出此所以爲吐劑之神方也

按瓜蒂散長沙不註出何項瓜蒂徧訪同人亦不知之皆謂瓜蒂失傳細觀性味乃知湧吐不在瓜

蒂而在赤豆香豉•赤豆即藥肆中常用之赤豆•嚙之即上涌而吐•合以香豉輕腐上行•誠爲涌吐之神品•而以瓜蒂命名者•取其上懸•使邪在上者一涌而出•不得傳布中下二焦之義也•南瓜蒂甜瓜蒂爲上•今而後•吾願同人勿藉口瓜蒂失傳•力復古法•其治法之神•有莫神於此者•

二黃湯

黃連　黄芩　甘草

水煎食後服

錢斗保云三黄湯用黄芩瀉上焦火黄連瀉中焦火大黄瀉下焦火三焦實火大便實者誠爲允當若大便不實者黄連解毒湯證也以大黄易黄蘗者因其下焦熱結未實也加梔子者使其熱不從大便出而從小便出也上中二焦實火用涼膈散若夫上焦實火則以三黄湯之大黄易甘草名二黄湯使芩連之性緩緩而下留連膈上張潔古以

涼膈散減硝黄加桔梗，亦此義也。雖同一瀉火之劑，而其中上下緩急輕重之不同。此皆加減轉換法也，不可不知。

大黄黄連瀉心湯

大黄　黄連

右二味，以麻沸湯二升漬之，須臾絞去滓，分溫再服。

錢斗保曰：痞鞕虛邪，而用大黄黄連，能不起後人之疑耶。仲景使人疑處正是使人解處。後人未能細玩。不得其法。竟煎而服之。大悖其旨矣。觀其以滚沸如麻之湯。漬大黃黃連。須臾絞去滓。僅得其無形之氣。不重其有形之味。是取其氣味俱薄。不大瀉下。雖曰攻痞。而用攻之妙。不可思議也。

附子瀉心湯

大黃　黃連　黃芩

附子炮別煮取汁

右四味。切三味。以麻沸湯二升漬之。須臾絞去滓。內附子汁。分溫再服。

方有執曰。痞本陰邪內伏。而虛熱上凝。復惡寒汗出。則表虛而陽不爲衛護可知矣。瀉心湯固所以爲清熱。傾痞之用。加附子蓋所以爲斂其汗而固其陽也。黃芩爲附子而更加表裏兩解具見矣。

半夏瀉心湯

半夏洗　黃連　黃芩

人蔘　乾薑　甘草炙

大棗

水煎溫服。

成氏曰。否而不泰爲痞。苦先入心。瀉心者必以苦。故以黃連爲君。黃芩爲臣。以降陽而升陰也。辛走氣。散痞者必以辛。故以半夏乾薑爲佐。以分陰而行陽也。欲通上下交陰陽者。必和其中。故以人蔘甘草大棗爲使。以補脾而和中。則痞熱消而大汗以解矣。

甘草瀉心湯

甘草炙　黃連　黃芩

乾薑　半夏洗　大棗

水煎溫服。

程郊倩曰痞而下利腹鳴乾嘔心煩。是胃中空虛客氣上逆之故也。主之以甘草瀉心湯。乾薑大棗半夏甘草溫調胃土。制住下焦之陰邪不得上逆。

黃芩黃連清肅客熱徹去上焦之陽邪使無阻留兩勿羈縻陽得入陰否乃成泰矣心者陰也火也陰則來淫火則聚熱名曰瀉心雖是瀉心部之淫熱而推移乃在中焦故復以甘草名湯耳

生薑瀉心湯

生薑　人參　甘草炙

乾薑　半夏洗　黃連

黃芩　大棗

水煎温服。

喻嘉言曰：此痞因胃中不和也。不利則氣滯而內結，故爲心下痞硬。不和則氣逆而上衝，故爲乾噫。蓋胃之所司者，水穀也。胃氣和則穀消而水化矣。茲則穀不消而作腐，故爲食臭。水穀不消，糟粕未成而遽下，故爲下利。逆其勢則不平，故爲腹中雷鳴。所謂物不得其平則鳴者是也。以生薑瀉心湯主之，其義重在於散水氣也。

旋覆代赭石湯

人參　半夏洗　生薑

旋覆花　代赭石　甘草炙

大棗

水煎溫服。

成無已曰鞕則氣堅旋覆之鹹以耎痞鞕虛則氣浮代赭之重以鎮虛逆辛者散也生薑半夏之辛以散虛痞甘者緩也人參甘草大棗之甘以補胃

弱。

五苓散　方見後

陳修園曰。痞亦有土不轉運而成者。脾虛不能上升而布津液。則其人渴而口中燥煩。脾虛不能下行而調水道。則其人小便或短赤或癃閉而不利。以五苓散主之。土氣得運。則水自行。痞自消矣。

大陷胸湯

大黃　芒硝　甘遂

水煎溫服得快利止後服

方有執曰上焦有高邪必陷下以平之故曰陷胸湯平邪蕩寇將軍之職也以大黃爲君鹹能耎堅以芒硝爲臣徹上徹下破結逐水以甘遂爲佐惟大實者乃爲合法如挾虛或脈虛不可輕試

大陷胸丸

大黃　芒硝　葶藶子

杏仁去皮尖炒黑

右四味。擣篩二味。內大黃芒硝。合研如脂。和散。取如彈丸一枚。別擣甘遂末一錢匕。白蜜二合。水二升。煮取一升。溫頓服之。一宿乃下。如不下。更服。取下爲效。

汪訒庵曰。大黃之苦寒以泄熱。芒硝之鹹寒以耎堅。杏仁之苦甘以降氣。葶藶甘遂取其行水而直達。白蜜取其潤滑而甘緩。

抵當湯 方見後

桃仁承氣湯方見後

錢斗保曰血結胸者血瘀不成衄解或衄未盡或婦人經來適斷皆能成之重者宜抵當湯輕者或桃仁承氣湯攻之

小陷胸湯

黃連　半夏洗　括蔞實

水煎溫服

程知曰此熱結未深者在心下不似大結胸之高

在心上按之痛比手不可近為輕脈之浮滑又緩於沈緊但痰飲素盛挾熱邪而內結所以脈見浮滑也以半夏之辛散之黃連之苦瀉之栝蔞之苦潤滌之皆所以除熱散結於胸中也

三物白散

桔梗　貝母　巴豆去皮熬黑研如泥

右件二味為末內巴豆更於臼中杵之以白飲和服强人半錢匕羸者減之病在膈上必吐在膈下

必利不利進熱粥一盃利過不止進冷粥一盃
錢斗保云是方也治寒實水結胸證極峻之藥也
君以巴豆極辛極烈攻寒逐水斬關奪門所到之
處無不破也佐以貝母開胸之結使以桔梗爲之
舟楫載巴豆搜逐胸邪膈上者必吐膈下者必利
使其邪悉盡無餘矣然惟知任毒以攻邪不量强
羸鮮能善其後矣故羸者減之不利進熱粥利過
進冷粥蓋巴豆性熱得熱則行得冷則止不用水

而用粥者。藉穀氣以保胃也。

枳實理中丸崔行功

人參　白朮　乾薑

甘草　枳實　茯苓

右六味擣篩。蜜和爲丸。如鷄子黃許大。以沸湯數合和一丸。研碎溫服之。日三四。夜二服。不愈益至三四丸。

崔曰。此是下後虛逆。氣已不理。而毒復上攻。氣毒相搏結於胸者。用此。凡先理其氣。次療諸疾。用之。如神。渴者加花粉。自汗者加牡蠣。

三黃石膏湯

黃芩　　黃連　　黃蘗

梔子　　石膏　　麻黃

淡豆豉。

每服一兩。加葱三根。水煎熱服。氣實者倍服。

錢斗保云。仲景於表裏大熱。立兩解之法。如大青龍湯治表裏大熱表實無汗故發汗汗出而兩得解也白虎湯治表裏大熱因表有汗不主麻桂因裏未實不主硝黃惟以膏知甘草外解陽明之肌熱內清陽明之府熱表裏淸而兩得解也若夫表實無汗熱鬱營衛裏未成實熱盛三焦表裏大熱之證若以大青龍湯兩解之則功不及於三焦若以白虎湯兩解之則効不及於營衛故陶華製此湯以三黃瀉三焦之火盛佐梔子屈曲下行使其

在裏諸熱從下而出以麻黃開營衛之熱鬱佐豉葱直走皮毛使其在表之邪從外而散石膏倍用重任之者以石膏外合麻豉取法夫青龍是知解諸表之熱不能外乎青龍也內合三黃取法乎白虎是知解諸裏之熱不能外乎白虎也且麻豉得石膏三黃大發表熱而不動裏熱三黃得石膏麻豉大清內熱而不礙外邪是此方擅表裏諸熱之長亦得仲景之心法者也若表有微汗麻黃減半

桂枝倍加。以防外疎。裏有微溏。則減去石膏。倍加葛根。以避中虛也。

三黃湯

黃芩　大黃　黃連

水煎服。

方解見三黃湯下。

防風通聖散

防風　川芎　當歸

芍藥　大黄　薄荷
麻黄　連翹　芒硝
黄芩　石膏　桔梗
滑石　甘草　荆芥
白朮　梔子
加生薑葱白煎。自利去芒硝。自汗去麻黄加桂枝
涎嗽加薑製半夏。
吳琨曰。防風麻黄解表藥也。風熱之在皮膚者得

之由汗而泄荊芥薄荷清上藥也風熱之在顛頂者得之由鼻而泄大黃芒硝通利藥也風熱之在腸胃者得之由後而泄滑石梔子水道藥也風熱之在決瀆者得之由前而泄風淫於膈肺胃受邪石膏桔梗淸肺胃也而連翹黃芩又所以袪諸經之遊火風之爲患肝木主之川芎歸芍和肝血也而甘草白朮所以和胃氣而健脾劉守眞長於治火此方之旨詳且悉哉亦治失下發斑三焦火實

全方除硝黃名雙解散解表有防風麻黃薄荷荊芥川芎解裏有石膏滑石黃芩梔子連翹復有當歸芍藥以和血桔梗白朮甘草以調氣營衛皆和表裏俱暢故曰雙解本方名曰通聖極言其用之妙耳

## 涼膈散

連翹　大黃　芒硝

甘草　梔子　黃芩

薄荷

右爲末。每服三錢。加竹葉生蜜煎。

汪訒庵曰。此上中二焦瀉火藥也。熱淫於內。治以鹹寒。佐以苦甘。故以連翹黄芩梔薄散火於上。而以大黄芒硝之猛利蕩熱於中。使上升下行。而膈自清矣。用甘草生蜜者。病在膈。甘以緩之也。

天水散

滑石　甘草

右為末。冷水或燈心湯調下。

柯韻伯曰。元氣虛而不支者死。邪氣盛而無制者亦死。今熱傷元氣。無氣以動。斯時用蔘者以補氣。則邪愈甚。用芩連以清熱。則氣更傷。惟善攻熱者。不使敗人元氣。善補虛者。不使助人邪氣。必得氣味純粹之品以主之。滑石禀土中冲和之氣。行西方清肅之令。秉秋金堅重之形。寒能勝熱。甘不傷脾。含天一之精。而具流走之性。異於石膏之凝滯。

能上淸水源。下通水道。蕩滌六府之邪熱。從小便而泄。甘草稟草中冲和之性。調和內外。止渴生津。用以爲佐。保元氣而瀉虛火。則五藏自和矣。

黃連解毒湯

黃連　　黃芩　　黃蘗

梔子。

水煎服。

汪訒庵曰。寒極曰陰毒。熱極曰陽毒。是方名曰黃連解毒。是君以黃連直解心經火毒也。黃芩瀉肺經火毒。黃蘖瀉腎經火毒。梔子通瀉三焦火毒。使諸火毒從膀胱出。若大便實者。加大黃。名梔子金花湯。利大便。是使火毒從大小二便而出也。蓋陽盛則陰衰。火盛則水衰。故用大苦大寒之藥。抑陽而扶陰。瀉其亢甚之火。而救其欲絕之水也。然非實證。不可輕投。

導赤各半湯

黃連　黃芩　犀角
知母　山梔　滑石
麥冬　人蔘　甘草
茯神
加燈心蘆葉煎。
陳來章曰。熱入心經。涼之以黃連梔子犀角。心移熱於小腸。泄之以滑石甘草燈心。心熱上逼於肺。清之以黃芩梔子麥冬。然邪之越經而傳於心者。

以心神本不足也。故又加人蔘茯神以補之。

二陰煎 張景岳

生地二三錢　麥冬二三錢　棗仁二錢

生甘草一錢　玄蔘一錢半　黃連一二錢

茯苓一錢半　木通一錢半

水二鍾加燈草二十根。或竹葉亦可。煎七分食遠服。如痰勝熱甚者。加九製膽星一錢。或天花粉一錢五分。

按此乃滋陰制火之方。經曰：心者君主之官，神明出焉。又曰：主不明則十二官危。凡陰虛之人，熱淫於內，更傷其陰，以致水不制火，則心神不明，驚狂言笑之證作，而五志之火必隨之而起。方中以黃連直瀉心火，郎以生棗仁瀉肝，麥冬瀉肺，甘草瀉脾，玄蔘瀉腎，木通、茯苓導諸火毒從小便出。然陰虛利水，恐犯虛虛之戒，妙在生地之滋陰，益水源而兼制陽光。此爲陰虛火旺者立治法也。

# 犀角地黃湯

生犀角　芍藥　牡丹皮

生地黃

右四味先用三物水煎去滓入生地黃汁熱服

錢斗保曰吐血之因有三曰勞傷曰努傷曰熱傷勞傷以理損爲主努傷以去瘀爲主熱傷以清熱爲主熱傷陽絡則吐衄熱傷陰絡則下血是湯治熱傷也故用犀角清心去火之本生地凉血以生

新血，白芍歛血止血，妄行丹皮破血以逐其瘀。此方雖曰清火而實滋陰，雖曰止血而實去瘀，瘀去新生，陰滋火熄，可爲探本窮源之法也。若心火獨盛，則加黃連、黃芩以瀉熱；血瘀胸痛，則加大黃、桃仁以逐瘀也。

附拔三焦疹毒方　治疹邪蘊蓄三焦，大熱神昏，譫語狂躁等證。

凈黃土（取深三四尺者）　熱水牛矢（取法將水牛牽進泥田中矢即下）

先將黃土爲細末，隨用熱水牛矢和勻，徧敷胸腹。輕者一次，重者二三次，拔出沴毒，登時熱解神清。若敷之難乾者，屬虛熱，須知。

太陽證治例

邪出太陽之經脈浮發熱頭痛後項强身體痛審其內無餘熱惡風自汗桂枝湯主之惡寒無汗而喘麻黄湯主之惡寒無汗心下有水氣咳嗽小青龍湯主之若內有餘熱惡寒無汗煩躁大青龍湯主之壯熱無汗口渴麻杏石甘湯主之

邪入太陽之府干於氣分者脈浮微熱消渴小便不利在傷寒爲水蓄膀胱宜五苓散而在疫病則爲熱

入膀胱宜桂苓甘露飲導赤散之屬然疫病亦有水蓄者因其人素有裏溼疫邪一入熱隨溼化則五苓散又不可不用也其有疫病日久熱灼津液小便不利當育陰利水宜豬苓湯六味地黃湯之屬邪入胃府熱灼下焦小便不利其治在胃宜三承氣湯之屬不可利水更耗津液

干於血分者熱隨血蓄脈沈結大便黑小便自利燥渴譫語輕者小腹脹滿發熱如狂桃仁承氣湯主之重者小腹鞕痛發狂善忘抵

當湯主之。

彙方

桂枝湯

桂枝　芍藥　生薑

甘草　大棗

溫服須臾啜稀熱粥以助藥力。溫覆取微似汗。不可令如水淋漓。汗出病差。停後服。服一劑盡。病證猶在者更作服。

錢斗保云凡風寒在表脈浮弱自汗出者皆屬表虛宜桂枝湯主之名曰桂枝湯者君以桂枝也桂枝辛溫辛能散邪溫從陽而扶衛芍藥酸寒酸能斂汗寒走陰而益營桂枝君芍藥是於發散中寓斂汗之意芍藥臣桂枝是於固表中有微汗之道生薑之辛佐桂枝以解肌表大棗之甘佐芍藥以和營裏甘草甘平有安內攘外之能用以調和中氣即以調和表裏且以調和諸藥以桂芍之相須

薑棗之相得。藉甘草之調和。陽表陰裏。氣衛血營並行而不悖。是剛柔相濟以爲和也。而精義在服後須臾。啜稀熱粥以助藥力。蓋穀氣內充。不但易爲釀汗。更使已入之邪不能少留。將來之邪不得復入也。又妙在溫覆取微似汗。是授人以微汗之法。不可令如水淋漓。禁人以不可過汗之意也。此方爲仲景羣方之冠。乃解肌發汗。調和營衛之第一方也。

按此方爲太陽中風之主劑而其功用要不止此陳修園曰凡病審係太陽於頭痛發熱等公同證中認出汗出一證汗出則毛竅空虛亦因而惡風者不必問其爲中風傷寒雜病用桂枝湯無有不當可知斯方之功用最廣第以治疫邪出表自汗惡風之證方內芍藥甘草必須生用其效更捷以生芍藥苦酸微寒斂陰退熱生甘草味甘氣平解毒瀉火也

麻黄湯

麻黄　　桂枝　　甘草

杏仁

水煎温服覆取微似汗不須啜粥一服汗出停後服

錢斗保云名曰麻黄湯者君以麻黄也麻黄性温味辛而苦其用在逃升桂枝性温味辛而甘其能在固表證屬有餘故主以麻黄必勝之算也監以

桂枝制節之師也杏仁之苦溫佐麻黃逐邪而降逆甘草之甘平佐桂枝和內而拒外飲入於胃行氣於元府輸精於皮毛斯毛脈合精溱溱汗出在表之邪必盡去而不留痛止喘平寒熱頓解不須啜粥而藉汗於穀也

按麻黃湯太陽發表之神藥先賢論疫禁用麻黃者恐麻黃湯辛溫之劑反助其熱也而不知沴邪由中透表蘊熱未除則不宜麻黃湯而宜麻杏石

甘大青龍輩辛凉之劑。若蘊熱已除。內府霍然。則非麻黃湯不能捷效。憶毋男王尚高公病疫。治經旬日。證退七八。邪溢太陽。僅微熱不汗。余以先賢忌用麻黃之說。終不敢進。後延一老醫至。竟用麻黃湯一劑而愈。爾時不知邪出太陽。毛竅閉塞。少用麻桂開發。使疫邪從汗孔而出。識力之不到。有如此者。

小青龍湯

麻黃　桂枝　甘草

乾薑　細辛　半夏洗

芍藥　五味子

水煎溫服。

若渴者。去半夏加栝蔞根。

若噎者。去麻黃加附子。

若小便不利少腹滿者。去麻黃加茯苓。

若喘者。去麻黃加杏仁。

若微利者去麻黃加蕘花　按蕘花攻水之力甚
峻錢斗保以茯苓易之
柯韻伯曰傷寒表不解心下有水氣乾嘔發熱而
咳或渴或利或噎或小便不利小腹滿或喘者用
此發汗而利水咳者是水氣射肺之徵乾嘔水氣
未入於胃也心下乃胞絡相火所居之地水火相
射其病不可擬摹如水氣下而不上則或渴或利
上而不下則或噎或喘畱於腸胃則小便不利而

小腹鞕滿耳惟發熱乾嘔而咳是本方之當證此於桂枝湯去大棗之泥加麻黃以開玄府細辛逐水氣半夏除嘔五味乾薑以除咳也以乾薑易生薑者生薑之味氣不如乾薑之猛烈其大溫足以逐心下之水苦辛可以解五味之酸且發表既有麻黃細辛之直銳更不藉生薑之橫散矣若渴者是心液不足故去半夏之燥熱加栝蔞根之生津若微利與噎小便不利與喘者病機偏於向裏故

去麻黃之發表。加附子以除噎。蕘花茯苓以利水。杏仁以定喘耳。兩青龍俱兩解表裏法。大青龍治裏熱。小青龍治裏寒。故發表之藥同。而治裏之藥殊也。此與五苓同爲治表不解而心下有水氣。在五苓治水蓄而不行。故大利其水而微發其汗。是爲水鬱折之也。本方治水之動而不居。故備舉辛溫以散水。並用酸苦以安肺。培其化源也。

大青龍湯

麻黃　桂枝　杏仁

石膏　甘草　生薑

大棗

水煎溫服。取微汗。一服汗者。停後服。

喻嘉言曰。大青龍湯解肌兼發汗。而取義於青龍者。龍升而雲興。雲興而雨降。鬱熱頓除。煩躁乃解。匪龍之爲靈。何以得此乎。觀仲景製方之意。本是桂枝麻黃二湯合用。但因芍藥酸收。爲興龍致雨

所不宜故易之以石膏之辛甘大寒辛以發汗甘以緩脾寒以勝熱一藥而三善具備能助青龍升騰之勢所以爲至當至神之法也

麻杏石甘湯

麻黃　杏仁　甘草

石膏

水煎溫服

柯韻伯曰此方爲溫病之主劑凡冬不藏精之人

熱邪伏於藏府至東風解凍伏邪自內而出治當乘其勢而汗之熱隨汗解矣此證頭項强痛與傷寒皆同惟不惡寒而渴以別之證係有熱無寒故於麻黃湯去桂易石膏以解表裏俱熱之證岐伯所云未滿三日可汗而已者此法是也

五苓散

豬苓　茯苓　澤瀉

白朮　桂枝

右味爲散。白飲和服。多飲煖水汗出愈。

按澤瀉二苓。行水而滲溼。白朮培土而騰津。桂枝化氣而透表。白飲和服多飲煖水。使水精四布外達皮膚。溱溱汗出。則表裏之煩熱兩解矣。

桂苓甘露飲 劉河間

豬苓　茯苓　澤瀉

白朮　肉桂　滑石

石膏　甘草　寒水石

導赤散陶節庵

豬苓　茯苓　澤瀉

白朮　桂枝　甘草

滑石　山梔

水二鍾。薑一片。燈心二十莖。槌法加鹽二匙調服。

按五苓散合天水散。加石膏寒水石名桂苓甘露飮。加山梔名導赤散。二方淸熱導水。允爲熱入膀胱之的劑。

豬苓湯方見後

六味地黃湯錢仲陽

熟地黃　山茱肉酒潤　山藥

茯苓　丹皮　澤瀉

柯韻伯曰腎虛不能藏精坎宮之火無所附而妄行下無以奉肝木升生之令上絶其肺金生化之源地黃稟甘寒之性製熟則味厚是精不足者補之以味也用以大滋腎陰塡精補髓壯水之主以

澤瀉爲使。世或惡其瀉腎而去之，不知一陰一陽者，天地之道；一開一闔者，動靜之機。精者屬癸，陰水也，靜而不走，爲腎之體；溺者屬壬，陽水也，動而不居，爲腎之用。是以腎主五液，若陰水不守，則眞水不足；陽水不流，則邪水氾行。故君地黃以密封蟄之本，卽佐澤瀉以疏水道之滯也。然腎虛不補其母，不導其上源，亦無以固封蟄之用。山藥凉補以培癸水之上源，茯苓淡滲以導壬水之上源，加

以茱萸之酸温藉以收少陽之火以滋厥陰之液丹皮辛寒以凊少陰之火還以奉少陽之氣也滋化源奉生氣天癸居其所矣壯水制火特其一端耳

三承氣湯 方見後

大小便不通危在頃刻者附方二以備急用

葱鹽熨方

葱一大握用苎麻從中纏束一二三分許兩頭截齊

先以麝香少許實臍中。上塡食鹽。然後將截齊葱蓋上。即以錫器盛熱水一壺。頻頻熨之。立通。寒閉者殊效。

## 蝸牛膏方

用蝸牛三枚。連殼研爲泥。再加麝香少許。貼臍中。以手揉按之。立通。如無蝸牛。田螺代之。熱閉者殊效。

## 桃仁承氣湯

桃仁　桂枝　芒硝

大黃　甘草

水煎溫服當微利

張令韶曰桃得陽春之生氣其仁微苦而泄爲行血之緩藥得大黃以推陳致新得芒硝以淸熱消瘀得甘草以主持於中俾諸藥遂其左宜右有之勢用桂枝者註家以爲兼解外邪而不知辛能行氣氣行而血乃行矣

抵當湯

水蛭　虻蟲　大黃

桃仁

水煎溫服。不下者更服。

成無已曰。苦走血。鹹滲血。虻蟲水蛭之苦鹹以除蓄血。甘緩急。苦泄熱。桃仁大黃之甘苦以下結熱。

附蓄血熨方

蚯蚓泥取法。發石板。下有浮泥中空者便是　韮菜右同搗爛。用火酒炒熱。敷臍腹上。以熨斗熨之。積血立下。勝服水蛭䗪蟲之屬。此方得自方外別傳。凡跌壓結血。氣閉大小便不通。危在頃刻者。用之立效。

按跌壓氣閉。危在頃刻者。先以麝香數釐。塡臍中。然後將此方敷熨。其效更捷。

## 陽明證治例

邪出陽明之經脈浮發熱惡寒面赤目脹痛頭額顱痛鼻乾不眠葛根湯主之若邪出尚有餘熱不宜葛根辛溫之劑升麻葛根湯或柴葛解肌湯主之

邪入陽明之府惡熱煩渴自汗脈浮而滑胃猶未實白虎湯主之其或病解而餘邪挾飲犯胃虛羸少氣氣逆欲吐竹葉石膏湯主之脈滑而疾胃家實也大便鞕小承氣湯主之大便鞕譫語腹脹滿調胃承氣

湯主之△大便鞕直視獨語潮熱汗多發不識人循衣摸牀大承氣湯主之此正法也而有變法焉△如或熱入隨陽明悍熱之氣上走空竅目睛不和雖祗身微熱大便難當急下之以救其陰大承氣湯主之△抑或熱入在大便素溏之人不能燥結蒸作極臭雖下粘膠利穢惡當緩下以逐其邪三一承氣湯主之醫者須當細審切不可因循敗事也

疫邪入胃下法與傷寒同而異傷寒下不厭遲疫

病下不厭早傷寒下其宿食燥結不可過劑疫病下其鬱熱穢惡少則數劑多則十餘劑以毒盡為度第少與多與緩與急與間日而與務宜臨證權衡老人虛人難任下者則用導法或陶氏黃龍湯

傷寒邪從表始誤攻而生變者多疫證不從表始攻之雖不為大害而要貴得其法耳蓋人胸中曠若太空一團氤氳之氣既為邪所混擾斯時出表入裏尚無定著師用蘆根方解毒安中

聽中氣之轉輸。或出表從戰汗發斑而解。入裏從下利汚穢。而解。此二者不妨隨經導散也。若攻下一法。在傷寒大便先硬後溏。則不可攻。疫證則不然。蓋傷寒者六淫之正氣也。隨人之陰陽偏勝以爲虛實也。疫證者六淫之沴氣也。譬草賊流寇。東掠西竄。其充斥兇悍之勢。非猛將雄兵。挽强弓。操毒矢。不能威服。故邪勢內潰。稍涉胃府。不必問其大便或溏或硬。但覺潮熱汗

出臍腹痞滿即當下之俾病不盡除而流散餘
黨宜隨人之陰陽虛實以施治也騰故曰攻之
貴得其法耳

門人顏澤騰謹識

藥方

葛根湯

葛根　麻黃　桂枝

芍藥　生薑　甘草

大棗

水煎溫服。

錢斗保云。是方也即桂枝湯加麻黃葛根。麻黃佐桂枝發太陽營衛之汗。葛根君桂枝解陽明肌表之邪。不曰桂枝湯加麻黃葛根。而以葛根命名者。其意重在陽明也。

升麻葛根湯 錢仲陽

升麻　葛根　芍藥

甘草。

水煎服。

柯韻伯曰：此爲陽明初病解表和裏之劑。可用以散表熱。亦可用以治裏熱。一方而兩擅其長也。夫身熱汗自出。不惡寒反惡熱。是陽明之本證。仲景未嘗立治表之方。見陽明初起汗出多而惡寒者。便用桂枝湯。及無汗而惡寒者。則用葛根湯。證同太陽。而稱陽明者。是陽明之表病。自太陽傳來。故治仍同太陽也。此方治陽明自病。不用麻桂者。恐汗太過而亡津液。反致胃燥也。用升麻葛根發胃經之邪。以散肌肉之表熱。芍藥甘草瀉脾家之火。以解胃府之裏熱。有汗則止。無汗則發。功同桂枝。而已遠於葛桂。且不須歠粥以助汗也。

柴葛解肌湯 陶節庵　治足陽明胃經病。脈微洪。目痛。鼻乾。不眠。頭痛。眼眶痛。

柴胡　葛根　羌活

甘草　黄芩　芍藥

白芷　桔根

水二鍾。薑三片。棗二枚。槌法加石膏末一錢。煎之

熱服。

按節庵製此方以治陽明。然方內有羌活柴胡。以

之治三陽合病更佳。錢斗保云。葛根白芷解陽明

之邪。羌活解太陽之邪。柴胡解少陽之邪。佐膏芩

治諸經熱。而專意在清陽明。佐芍藥歛諸散藥而

不令過汗。桔梗載諸藥上行三陽。甘草和諸藥通調表裏。施於病在三陽。未有不愈者也。

白虎湯

石膏　知母　粳米

甘草。

水煎溫服。加人蔘名人蔘白虎湯。

柯韻伯曰。陽明邪從熱化。故不惡寒而惡熱。熱蒸外越。故熱汗出。熱爍胃中。故渴欲飲水。邪盛而實故脈滑然猶在經故兼浮也蓋陽明屬胃外主肌肉雖內外大熱而未實終非苦寒之味所宜也石膏辛寒辛能解肌熱寒能勝胃火寒能沉內辛能走外此味兩擅內外之能故以爲君知母苦潤苦以瀉火潤以滋燥故用爲臣甘草粳米調和於中宮且能土中瀉火稼穡作甘寒劑得之緩其寒苦劑得之平其苦使二味爲佐庶大寒大苦之品無傷損脾胃之慮也煮湯入胃輸脾歸肺水精四布

大煩大渴可除矣。白虎爲西方金神。取以名湯。秋金得令而炎暑自解。方中有更加人薓者。亦補中益氣而生津也。用以協和粳米甘草之補。承制石膏知母之寒。瀉火而土不傷。乃操萬全之術者也。

如神白虎湯 陶節庵　治身熱渴而有汗不解。或經汗過渴不解。脈來微洪。宜用之。

石膏　知母　甘草

山梔　人薓　麥門冬

五味子
心煩者加竹茹一團水二鍾棗一枚薑一片槌法
加淡竹葉十片煎之熱服
按方內薑棗宜去之加粳米更妙
玉女煎張景岳　治水虧火盛六脈浮洪滑大少陰
不足陽明有餘煩熱乾渴頭痛牙疼失血等證
石膏　知母　熟地黃
麥冬　牛膝

水一鍾半煎七分溫服或冷服如火之盛極者加梔子地骨皮之屬亦可如多汗多渴者加北五味十四粒如小水不利或火不能降者加澤瀉一錢五分或茯苓亦可如金水俱虧因精損氣者加人蔘二三錢尤妙

按節庵如神白虎湯滋氣液以救胃景岳玉女煎滋腎水以救胃二方得先賢製方精意臨證時相宜用之均有捷效故於白虎湯後表而出之

竹葉石膏湯

竹葉　石膏　半夏洗

人蔘　麥冬　粳米

甘草

水煎溫服

錢斗保云是方也卽白虎湯去知母加人蔘半夏麥冬竹葉也以大寒之劑易爲淸補之方此仲景白虎變方也經曰形不足者溫之以氣精不足者

補之以味。故用人蔘粳米補形氣也。佐竹葉石膏清胃熱也。加麥冬生津。半夏降逆。更逐痰飲。甘草補中。且以調和諸藥也。

小承氣湯

大黃 厚樸 枳實

水煎溫服。初服當更衣。不爾者盡飲之。更衣者止後服。

調胃承氣湯

大黃　芒硝　甘草

水煎溫服

錢斗保云三承氣湯之立名而曰大者制大其服欲急下其邪也小者制小其服欲緩下其邪也曰調胃者則有調和順承胃氣之義非若大小專攻下也經曰熱淫於內治以鹹寒火淫於內治以苦寒君大黃之苦寒臣芒硝之鹹寒二味並舉攻熱瀉火之力備矣更佐甘草之緩調停於大黃芒硝

之開又少少溫服之使其力不峻則不能速下而和也

大承氣湯

大黃　芒硝　厚樸

枳實

水煎溫服得下止後服

柯韻伯曰諸病皆因於氣穢物之不去由於氣之不順也故攻積之劑必用氣分之藥因以承氣名

湯方分大小者有二義焉厚樸倍大黃是氣藥爲君名大承氣大黃倍厚樸是氣藥爲臣名小承氣味多性猛制大其服欲令大泄下也因名曰大味寡性緩制小其服欲微和胃氣也因名曰小且煎法更有妙義大承氣用水一斗煮枳樸取五升去滓內大黃再煮取二升內芒硝微煮何哉蓋生者氣銳而先行熟者氣純而和緩仲景欲使芒硝先化燥矢大黃繼通地道而後枳樸除其痞滿若小

承氣以三味同煎不分次第同一大黃而煎法不同此可見仲景微和之意也

## 蜜煎導方

蜜七合一味內銅器中微火煮之稍凝似飴狀攪之勿令焦著欲可丸併手捻作挺子令頭銳大如指長二寸許當熱時急作冷則硬以內穀道中以手急抱欲大便時乃去之

內臺方用蜜五合煎凝時加皂角末五錢蘸捻作

挻以豬膽汁或油潤穀道內之

豬膽汁方

大豬膽一枚瀉汁和醋少許以灌穀道內如一食頃當大便出宿食惡物甚效

內臺方不用醋以小竹管插入膽口留一頭用油潤內入穀道中以手將膽捻之其汁自入內此方用之甚便

附芦根方

苎麻根取肥大者去粗削如挺微破小縫以皂角細辛末塡之外塗香油火上炙熱乘熱內穀道中忍耐片時大便即通

黃龍湯 陶節庵

大黃　芒硝　厚樸

枳實　甘草　人蔘

當歸

年老氣血虛者去芒硝　水二鍾生薑三片棗子

二枚煎之槌法加桔根再煎一沸熱服

少陽證治例

邪出少陽之經往來寒熱胸脇滿默默不欲食耳聾頭兩側痛小柴胡湯去黃芩君柴胡以疏少陽表邪

邪入少陽之府口苦咽乾目眩心煩喜嘔小柴胡湯君黃芩以清少陽府熱本柴胡湯證嘔不止心下急鬱鬱微煩大柴胡湯主之本柴胡湯證日晡所發潮熱柴胡加芒硝湯主之其或宿有痰飲挾飲上逆嘔吐涎沫虛煩驚悸身熱口苦溫膽湯主之

彙方

小柴胡湯

柴胡　黃芩　半夏

人蔘　甘草　生薑

大棗

水煎溫服。

若心中煩而不嘔。去半夏人蔘加栝蔞。

若渴。去半夏加栝蔞根倍用人蔘。

若腹中痛者去黃芩加芍藥

若脇下痞鞕去大棗加牡蠣

若心下悸小便不利者去黃芩加茯苓

若不渴外有微熱者去人蔘加桂枝溫服微汗愈

若欬者去人蔘大棗生薑加五味子乾薑

柯韻伯曰此爲少陽樞機之劑和解表裏之總方也少陽之氣游行三焦而司一身腠理之開闔血弱氣虛腠理開發邪氣因入與正氣相搏邪正分

爭故往來寒熱與傷寒脈弦細頭疼發熱中風兩耳無所聞目赤胸中滿而煩者皆是虛火遊行於半表故取柴胡之輕清微苦微寒者以解表邪即以人蔘之微甘微溫者預補其正氣使裏氣和而外邪勿得入也其口苦咽乾目眩目赤頭汗心煩舌胎等證皆虛火遊行於半裏故用黃芩之苦寒以清之即以甘棗之甘以緩之亦以提防三陰之受邪也太陽傷寒則嘔逆中風則乾嘔此欲嘔者

邪正相搏於半裏故欲嘔而不逆脇居一身之半爲少陽之樞邪結於脇則樞機不利所以胸脇苦滿默默不欲食也引用薑半之辛散一以佐柴芩而逐邪一以行甘棗之泥滯可以止嘔者即可以泄滿矣夫邪在半表勢已向裏未有定局故有或爲之證所以方有加減藥無定品之可拘也若胸中煩而不嘔者去半夏人蔘恐其助煩也若嘔而煩者則人蔘可去而半夏不得不用矣加括蔞實

者取其苦寒降火而除煩也若渴者是元氣不足而津液不生去半夏之辛溫再加人蔘以益氣而生津液更加括蔞根之苦寒者升陰液而上滋也若腹中痛者雖相火爲患恐黃芩之苦轉屬於太陰故用芍藥之酸以瀉木若邪結於脇下而痞鞕者去大棗之甘能助滿加牡蠣之鹹以軟堅也若心下悸小便不利者是爲水逆恐黃芩之寒轉屬於少陰故易茯苓之淡滲而利水若內不渴而外

微熱者。是裏氣未傷而表邪未解。不可補中。故去人蔘加桂枝之辛散。溫覆而取其微汗。若欬者。是相火廹肺。不可益氣。故去人蔘。此欬不重在表而重在裏。卽薑棗之和營衛者。並去之。加乾薑之苦辛以從治相火上逆之邪。五味之酸以收肺金之氣也。

大柴胡湯

柴胡　黃芩　半夏洗

芍藥　枳實　大黃

生薑　大棗

水煎溫服。

錢斗保曰：柴胡證在。又復有裏。故立少陽兩解法也。以小柴胡湯加枳實芍藥者。仍解其外以和其內也。去蔘草者以裏不虛。少加大黃以瀉結熱。倍生薑者因嘔不止也。斯方也柴胡得生薑之倍。解半表之功捷。枳芍得大黃之少。攻半裏之效徐。雖云下之。亦下中之和劑也。

## 柴胡加芒硝湯

於小柴胡湯方內加芒硝

內臺方議曰潮熱者實也。何不用大柴胡大小承氣下之。卻用芒硝何也。蓋潮熱雖屬實。然已先用凡藥傷動藏府。若再用大黃下之。則脾氣傷而成壞證矣。祇用芒硝潤燥以取利也。

## 溫膽湯

竹茹　枳實　半夏洗

甘草　茯苓　陳皮

生薑

水煎服

羅謙甫曰：膽爲中正之官，清靜之府，喜寧謐，惡煩擾，喜柔和，惡壅鬱，蓋東方木德，少陽溫和之氣也。若病後或久病而宿有痰飲未消，胸膈之餘熱未盡，必致傷少陽之和氣，以故虛煩驚悸者，中正之宮以熇蒸而不寧也。熱嘔吐苦者。清靜之府以鬱炙而不謐也。痰氣上逆。木家挾熱而上升也。方以二陳治一切痰飲。加竹茹以清熱。加生薑以止嘔。加枳實以破逆。相須相濟。雖不治膽。而膽自和。蓋所謂膽之痰熱去故也。命名溫者。乃謂溫和之溫。非謂溫涼之溫。若謂膽家眞畏寒而怯而溫之。不但方中無溫膽之品。且更有清胃之藥也。

# 疫證治例卷三

湘鄉太廓子朱增籍蘭臺氏著

壻戴長銓鏡渠校字

男光馥樹桂　仝參訂

及門諸子

## 太陰證治例

邪出太陰之經脈浮而緩手足自溫腹滿時痛桂枝加芍藥湯主之其或中氣素弱表尚未和心悸而煩

或腹中急痛陽脈濇陰脈弦小建中湯主之
邪入太陰之藏隨陽而化者口渴嗌乾大實腹痛脈沈有力桂枝加大黃湯主之脈沈腹痛滿不減減不足言急下之大承氣湯主之吐食食入即吐乾薑黃連黃芩人薓湯主之　隨陰而化者脈沈遲腹滿時痛吐食下利理中湯主之脈沈遲腹脹時滿厚樸生薑甘草半夏人薓湯主之下之邪陷協熱下利心下痞鞕表裏不解桂枝人薓湯主之

其有診邪傳入太陰身熱發黃者蓋太陰溼氣之藏邪入熱與溼搏熱盛於溼發熱身黃如橘子色梔子蘗皮湯主之身黃橘色尿閉腹微滿茵陳蒿湯主之外傷於寒熱瘀於裏身黃橘色麻黃連軺赤小豆湯主之熱與溼搏溼盛於熱身黃色暗便溏尿利茵陳四逆湯或茵陳理中湯主之身黃色暗便溏尿閉茵陳五苓散主之

彙方

桂枝加芍藥湯

桂枝　芍藥　甘草

生薑　大棗

水煎溫服。

按長沙論中。本太陽病。醫反下之。因而腹滿時痛。後賢原文註釋。謂邪陷太陰。用桂枝加白芍外解太陽之表。內調太陰之裏。究非定論。觀論中太陰病。脈浮。可發汗。宜桂枝湯。則知桂枝太陽表藥。而亦太陰表藥也．太陰位居中土．土鬱則木必淩之．桂枝溫升肝木．芍甘薑棗調和裏氣．震坤合德土木無侮．則太陰之經氣舒．腹滿時痛自愈．黃元御一生學問半得力此方．何註釋及此而不暢言其妙也．

## 小建中湯

於前方內加膠飴

水煎去滓．內膠飴．更上微火消解．溫服一升．日三服嘔家不可用建中以甜故也錢斗保云是方也即桂枝湯倍芍藥加膠飴也名曰小建中者謂小小建立中氣也蓋中氣雖虛表尚未和不敢大補故仍以桂枝和營衛倍芍藥加膠飴調建中州而不啜稀粥温覆令汗者其意重在心悸中虛而不在傷寒之表也中州建立營衛自和津液可生汗出乃解悸煩可除矣嘔家不可用謂凡病嘔者不可用恐甜助嘔也

桂枝加大黃湯

桂枝　芍藥　甘草

大黃　生薑　大棗

水煎溫服。

按此太陰表裏兩解之劑也。

大承氣湯方見前

乾薑黃連黃芩人蔘湯

乾薑　黃連　黃芩

人蔘

水煎溫服。

錢斗保云朝食暮吐。脾寒格也。食入即吐。胃熱格也。寒格以理中湯溫其太陰。加丁香降其寒逆。熱格當用乾薑人蔘安胃黃連黃芩降胃火也。

理中湯

人蔘　白朮　乾薑

甘草炙

水煎溫服。加黃連茯苓名連理湯。

若臍上築者。腎氣動也。去朮加桂。

若吐多者。去朮加生薑。

若下多者。還用朮。

若悸者。加茯苓。

若渴欲得水者。倍用朮。

若腹中痛者。倍人蔘。

若寒者。倍乾薑。

若腹滿者，去朮加附子，服湯後如食頃，飲熱粥一升許，微自溫，勿發揭衣被。

程郊倩曰：陽之動始於溫，溫氣得而穀精運，穀氣升而中氣贍，故名曰理中，實以燮理之功予中焦之陽也。蓋謂陽虛則中氣失守，膻中無發宣之用，六府無灑陳之功，猶如釜薪失焰，故下至清穀，上失滋味，五藏凌奪，諸證所由來也。蔘朮炙草所以守中州，乾薑辛以溫中，必假之以然釜薪而騰陽氣。是以穀入於陰。長氣於陽。上輸華蓋。下攝州都。五藏六府。皆受氣矣。此理中之旨也。若水寒互勝。即當脾腎雙溫。加之以附子。則命門益而土母溫矣。白朮補脾。得人蔆則壅氣。故臍下動氣。吐多腹滿。皆去朮也。加桂以伐腎邪。加生薑以止嘔也。加附子以消陰也。下多者。溼勝也。還用朮燥溼也。渴欲飲水。液竭也。加朮使飲化津生也。心下悸。停水也。加茯苓導水也。腹中痛。倍人蔆。虛痛也。寒者加乾薑寒甚也。

厚樸生薑甘草半夏人蔘湯

厚樸　生薑　人蔘

半夏　甘草

水煎溫服。

柯韻伯曰陽明脹滿。是陽實於裏。太陰脹滿。是寒實於裏。而陽虛於內也。邪氣盛則實。故用厚樸薑半而除脹滿。正氣奪則虛。故用人蔘甘草補中而益元氣。此亦理中之劑與。

桂枝人蔘湯

　　於理中湯方內加桂枝

喻嘉言曰：誤下則致裏虛，裏虛則外熱乘之，變而爲利不止者，裏虛不守也。痞鞕者，正虛邪實，中州滯凝，痞塞而堅滿也。以表未除，故用桂枝以解之；以裏適虛，故用理中以和之。此方即理中加桂枝而易其名，亦治虛痞下利之聖法也。

梔子蘗皮湯

梔子　蘗皮　甘草

水煎溫服。

錢斗保曰傷寒身黃發熱者。若有無汗之表。以麻黃連軺赤小豆湯汗之。若有成實之裏。以茵陳蒿湯下之。今外無可汗之表證。內無可下之裏證。惟有黃熱。宜以梔子蘗皮湯清之可也。此方之甘草。當是茵陳。傳寫之誤也。

## 茵陳蒿湯

梔子　大黃　茵陳蒿

水煎溫服。小便當利。尿如皂角汁狀。正赤色。一宿腹減。黃從小便出也。

柯韻伯曰。茵陳稟北方之氣。經冬不凋。傲霜凌雪。偏受大寒之氣。故能除熱邪留結。率梔子以通水源。大黃以調胃實。令一身內外瘀熱。悉從小便而出。腹滿自減。腸胃無傷。乃合引而竭之之法也。

麻黃連軺赤小豆湯

麻黃　杏仁　赤小豆

連軺　大棗　生梓白皮

甘草　生薑

水煎温服。

錢斗保云溼熱發黃。無表裏證。熱甚者淸之。小便不利者利之。裏實者下之。表實者汗之。皆無非爲病求去路也。用麻黃湯以開其表。使黃從外而散。

去桂枝者避其熱也。佐薑棗者和營衛也。加連軺梓皮以瀉其熱。赤小豆以利其溼。共成治表實發黃之效也。連軺即連翹根。無梓皮以茵陳代之。

茵陳四逆湯

於四逆湯方內加茵陳

茵陳理中湯

於理中湯方內加茵陳

茵陳五苓散

於五苓散方內加茵陳

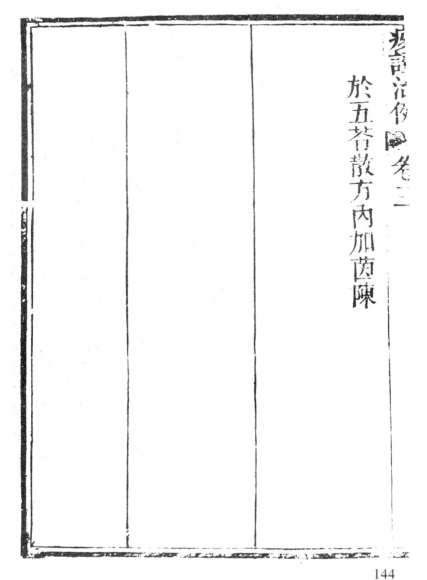

## 少陰證治例

邪出少陰之經發熱脈沉但欲寐無裏證麻黃附子細辛湯或麻黃附子甘草湯主之四逆脈微細但欲寐四逆散主之

邪入少陰之藏隨陽而化者脈沉細數心中煩不得臥黃連阿膠湯主之脈沉細數下利欬而嘔渴心煩不眠豬苓湯主之脈沉細數腹痛小便不利下利不止便膿血桃花湯主之脈沉細數咽痛與甘草湯不

差與桔梗湯或咽中痛半夏散及湯主之或咽中傷生瘡不能語言聲不出苦酒湯主之或咽痛下利胸滿心煩豬膚湯主之脈沈細數口燥咽乾急下之宜大承氣湯脈沈細數腹脹不大便急下之宜大承氣湯脈沈細數自利清水色純青心下必痛口乾燥急下之宜大承氣湯　隨陰而化者脈沈微細但欲寐四逆湯主之脈沈微細但欲寐下利白通湯主之下利脈微與白通湯利不止厥逆無脈乾嘔而煩白通

加豬膽汁湯主之脈沈微細但欲寐口中和背惡寒附子湯主之脈沈微細但欲寐身體痛手足寒骨節痛附子湯主之脈沈微細但欲寐腹痛小便不利四肢沈重疼痛下利眞武湯主之脈微欲絕下利清穀裏寒外熱手足厥逆身不惡寒通脈四逆湯主之脈沈微細但欲寐吐利手足逆冷煩躁欲死吳茱萸湯主之

彙方

麻黃附子細辛湯

麻黃　附子　細辛

水煎溫服

按此方乃少陰經之表劑註家多以發熱屬太陽表邪脈沈屬少陰裏寒證係兩感故用麻黃發太陽之表附子溫少陰之裏而豈知此方借以治太少兩感證則可若以發熱脈沈謂爲兩感則不可論云少陰病始得之反發熱脈沈者麻黃附子細

辛湯主之蓋寒中少陰之經閉鬱不宜故發熱陽衰不能鼓邪外出故脈沈麻辛散寒發汗附子溫經助陽此少陰經病發熱脈沈以此方汗之與太陽經病發熱脈浮以麻黃湯汗之者同稱發表之神劑也第疫病沴干中道始得無少陰經證必待潰後傳變值素稟陽虛之人邪出其經隨寒而化者理固有之用者審諸

麻黃附子甘草湯

麻黃　　附子　　甘草

水煎溫服。

柯韻伯曰少陰製麻附細辛方。猶太陽之麻黃湯。是急汗之峻劑。製麻附甘草湯。猶太陽之桂枝湯。是緩汗之和劑。蓋太陽為陽中之陽而主表。其汗易發。其邪易散。故初用麻黃甘草而助以桂枝。次用桂枝生薑而佐以芍藥。少陰為陰中之陰而主裏。其汗最不易發。其邪最不易散。故用麻黃附子而助以細辛其次亦用麻黄附子而緩以甘草則少陰中風脈陽微陰浮者爲欲愈非必須陰出之陽而解耶然必細審其脈沉而無裏證者可發汗即知脈沉而證爲在裏者不可發汗矣此等機關必須看破

四逆散

柴胡　芍藥　枳實

甘草

右味等分搗篩白飲和服

欬者加五味子乾薑並主下利

悸者加桂枝

小便不利者加茯苓

腹中痛者加附子

泄利下重者先以薤白煮去滓內散更微煮溫服

李士材曰按少陰用藥有陰陽之分如陰寒而四

逆者非薑附不能療此證雖云四逆必不甚冷或

指頭微温或𧖴不沈微乃陰中涵陽之證惟氣不宣通是以逆冷故以柴胡透表芍藥清中此本肝膽之劑而少陰用之者爲水木同源也以枳實利七衝之門以甘草和三焦之氣氣機宣通而四逆可瘥矣

錢斗保云或欬或下利者邪飲上下爲病加五味子乾薑温中以散飲也或悸者飲停侮心加桂枝通陽以益心也或小便不利者飲蓄膀胱加茯苓

利水以導飲也。或腹中痛者。寒凝於裏。加附子溫中以定痛也。或泄利下重者。寒熱鬱結。加薤白開結以疏寒熱也。

黃連阿膠湯

黃連　黃芩　芍藥

阿膠　鷄子黃

右味先煮三物。去滓。內膠烊盡。小冷。內鷄子黃攪令相得。溫服。

柯韻伯曰：此少陰之瀉心湯也。凡瀉心必藉芩連，而導引有陰陽之別。病在三陽，胃中不和，而心下痞鞕者，虛則加薑甘補之，實則加大黃下之。病在少陰而心中煩不得臥者，既不得用薑甘以助陽，亦不得用大黃以傷胃，故用芩連以直折心火，用阿膠以補腎陰，雞子黃佐芩連於瀉心中補心血，芍藥佐阿膠於補陰中斂陰氣，是則心腎交合，水升火降，心煩不眠可除矣。經曰：火位之下，陰精承

之陰平陽秘精神乃治斯方之謂歟

豬苓湯

豬苓　茯苓　澤瀉

滑石　阿膠

右先煮四味去滓內膠烊消溫服

趙羽皇曰仲景製豬苓一湯以行陽明少陰二經水熱然其旨全在益陰不專利水蓋傷寒表虛最忌亡陽而裏虛又患亡陰亡陰者亡腎中之陰與

胃家之津液也。故陰虛之人，不但大便不可輕動，卽小水亦忌下通。倘陰虛過於滲利，則津液反致耗竭。方中阿膠質膏，養陰而滋燥；滑石性滑，去熱而利水；佐以二苓之滲瀉，旣疏濁熱而不留其壅瘀，亦潤眞陰而不苦其枯燥，是利水而不傷陰之善劑也。故利水之法，於太陽用五苓者，以太陽職司寒水，故加桂以溫之，是煖腎以行水；於陽明少陰用豬苓者，以二經兩關津液，特用阿膠滑石以潤之。是滋養無形以行有形。利水雖同。寒溫迥別。惟明者知之。

## 桃花湯

糯米　乾薑　赤石脂（一半全用　一半篩末）

水煮去滓。內石脂末溫服。若一服愈。餘勿服。

喻嘉言曰。腹痛小便不利。少陰熱邪也。而下利不止便膿血。則下焦滑脫矣。滑脫即不可用寒藥。故取乾薑石脂之辛澀。以散邪固脫。而加糯米之甘以益中虛。蓋治下必先中。中氣不下墜。則滑脫無源而自止也。註家見用乾薑。謂是寒邪傷胃。欠清。蓋熱邪挾少陰之氣填塞胃中。故用乾薑之辛以散之。若混指熱邪爲寒邪。寗不貽悞後人耶。

甘草湯

甘草生

水煎溫服

桔梗湯

桔梗　甘草生

水煎溫服。

陳修園曰少陰之脈。從心系上挾咽。少陰君火循經上逆而及於咽。故咽痛。甘草生用。能清上焦之火而調經脈。若不差。與桔梗湯以開提肺氣。不使火氣壅遏於會厭狹隘之地也。

半夏散及湯

半夏洗　桂枝　甘草

右三味各別擣篩已合治之白飲和服方寸匕日三服若不能散服者以水一升煎七沸內散兩方寸匕更煮三沸下火令小冷少少嚥之半夏有毒似不當散服

錢斗保云少陰病咽痛者謂或左或右一點痛也咽中痛者謂咽中皆痛也較之咽痛而有甚焉甚則涎纏於咽中故主以半夏散散邪逐飲也

苦酒湯

半夏洗破如棗核大十四枚　雞子一枚去黃內上苦酒著雞子殼中

右二味，內半夏著苦酒中，以雞子殼置刀環中，安火上，令三沸，去滓，少少含嚥之。不差，更作三劑。

喻嘉言曰：熱邪挾痰攻咽，當用半夏滌飲，桂枝散邪。若劇者，咽傷生瘡，音聲不出，桂枝之熱既不可用，而陰邪上結，復與寒下不宜，故用半夏雞子以滌飲潤咽，更有藉於苦酒之消腫斂瘡，以勝陰熱也。

# 豬膚湯

豬膚一斤

右一味以水一斗煮取五升去滓加白蜜一升白粉五合熬香和合相得溫分六服

喻嘉言曰下利咽痛胸滿心煩此少陰熱邪充斥上下中間無所不到寒下之藥不可用故立豬膚湯一法蓋陽微者用附子溫經陰竭者用豬膚潤燥溫經潤燥中同具散邪之義也

大承氣湯方見前

陳修園曰少陰病口燥咽乾急下之宜大承氣湯者以少陰上主君火君火熾盛水陰枯竭故口燥咽乾急下之上承熱氣而下濟水陰緩則焦骨焚身不可救矣腹脹不大便急下之宜大承氣湯者以少陰主樞君火之氣不能從樞而出陷於太陰地土之中故腹脹不大便內經云㬥腹脹大皆屬於熱又云一息不運則鍼機窮者此也不可不急

下之以遲少陰之樞使之外出也

按少陰病自利清水色純青心下必痛口乾燥急下之宜大承氣湯者經曰少陰之上熱氣治之若邪入少陰隨之而化火熱氣熾盛煎著水液順流而下故自利清水水液下洩不能上濟故心痛口乾不急下之眞陰立亡危在頃刻矣後世名曰熱結旁流司命者當此存亡之頃主張其可少緩耶

四逆湯

乾薑　附子　甘草炙

水煎溫服

喻嘉言曰少陰病脈沉者急溫之宜四逆湯急溫則無取於回護矣然以甘草爲君以乾薑附子爲臣正長駕遠馭俾不至於犯上無等無回護中之回護也

白通湯

葱白　乾薑　附子

水煎温服。

白通加豬膽汁湯

葱白　乾薑　附子

人尿　豬膽汁

水煮三味。去滓。内豬膽汁人尿。和合相得。温服。若無膽亦可用。

按此寒熱互用。乃陰陽兩離之神方。陽獨治於上。則乾嘔而煩。陰獨治於下。則下利厥逆。陰陽不交脈道失利。則無脈。方中薑附行陽。猶恐陽不能回。故用葱白通之。膽汁行陰。猶恐陰不能降。故用人尿導之。與論中黃連湯治胸中有熱而欲嘔。胃中有寒而腹痛。同一交理陰陽法。後賢註釋皆謂此證陰盛格陽。夫陰盛格陽而至乾嘔。蓡朮薑桂茸附輩浸冷與服。尚恐不及。而人尿之鹹。膽汁之苦。一滴其可入口乎。讀者慎勿為前賢朦過。　是方借治疫病陰陽錯雜之證。方解頗異。白通辛溫扶

陽膽汁苦寒清熱入尿穢惡直達疫所此其所以妙也

黄連湯　治傷寒胸中有熱胃中有邪氣腹中痛欲嘔吐者黄連湯主之　按胃中有邪氣邪字當是寒字傳寫之誤

黄連　乾薑　人薓

桂枝　半夏洗　甘草

大棗

水煎溫服

錢斗保云。傷寒腹中痛欲嘔吐者。是邪氣入裏。隨其人胃中有寒胸中有熱而化病也。是方君黃連以清胸中之熱。臣乾薑以溫胃中之寒。半夏降逆。佐黃連嘔吐可止。人蔘補中。佐乾薑腹痛可除。桂枝所以安外。大棗所以培中。然此湯寒溫不一。甘苦並投。故必加甘草協和諸藥。此爲陰陽相格寒熱並施之治法也。

附子湯

人薓　白朮　茯苓

附子生　芍藥

水煎温服。

錢斗保云：少陰爲寒水之藏，故傷寒之重者多入少陰，所以少陰一經最多死證。方中君以附子者，取其力之鋭，且以重其任也。生用者，一以壯少火之陽，一以散中外之寒，則身痛自止，惡寒自除，手足自温矣。以人薓爲臣者，所以固生氣之原，令五藏六府有本。十二經脈有根。脈自不沉。骨節可和矣。更佐白朮以培土。芍藥以平木。茯苓以伐水。水伐火自王。王則陰翳消。木平土益安。安則水有制。制則生化。此誠萬全之術也。其有畏而不敢用以致因循有悞者。不真可惜哉。

真武湯

白朮　附子　茯苓

芍藥　生薑

水煎溫服。

欬者。加五味子細辛乾薑。

小便利者。去茯苓。

下利者。去芍藥加乾薑。

嘔者。去附子加生薑。

柯韻伯曰。眞武北方水神也。坎爲水而一陽居其中。柔中之剛。故名眞武。取以名湯者。所以治少陰水氣爲患也。蓋水體本靜。其動而不息者。火之用耳。若坎宮之火用不宣。則腎家之水體失職。不潤下而逆行。故中宮四肢俱病。此腹痛下利四肢沉重疼痛。小便不利者。由坎中陽虛。下焦有寒。不能制水故也。法當壯元陽以消陰翳。培土泄水以消留垢。故君大熱之附子。以奠陰中之陽。佐芍藥之酸苦。以收炎上之氣。茯苓淡滲。順潤下之體。白朮甘溫。制水邪之溢。生薑辛溫。散四肢之水。使少陰之樞機有主。則開闔得宜。小便得利。下利自止。腹中四肢之邪解矣若兼欬者是水氣射肺所致加五味之酸溫佐芍藥以收腎中水氣細辛之辛溫佐生薑以散肺中水氣而欬自除若兼嘔者是水氣在胃因中焦不和四肢亦不治此病不涉少陰由於太陰溼化不宜也與治腎水射肺者不同法不須附子以溫腎水倍加生薑以散脾溼此爲和中之劑而非治腎之劑矣若小便自利而下利者是胃中無物此腹痛因於胃寒四肢因於脾溼故

去芍藥之陰寒。加乾薑以佐附子之辛熱。即茯苓之甘平者亦去之。此爲温中之劑而非利水之劑矣。

通脉四逆湯

即四逆湯倍乾薑加甘草

面色赤者。加葱。

腹中痛者。加芍藥。

嘔者。加生薑。

咽痛者。加桔梗。

利止脈不出者。加人蔘。

錢斗保云此腎中陰盛格陽於外。故用四逆湯倍乾薑。加甘草。佐附子。易名通脈四逆湯者。以其能大壯元陽。主持中外。共招外熱。返之於內。蓋此時生氣已離。亡在俄頃。若以柔和之甘草爲君。何能疾呼外陽。故易以乾薑。然必加甘草與乾薑等分者。恐渙漫之餘。薑附之猛。不能安養元氣。所謂有制之師。若面赤者。加葱以通格上之陽。腹痛者。加芍藥以和在裏之陰。嘔逆者。加生薑以止嘔。咽痛者。加桔梗以利咽。利止脈不出氣少者。倍人參以生元氣而復脈也。

吳茱萸湯

人參　生薑　吳茱萸

大棗

水煎溫服。

喻嘉言曰吐利厥逆而至於煩躁欲死腎中之陰氣上逆將成危候故用吳茱萸以下其逆氣而用人蔘薑棗以厚土則陰氣不復上干此之温經兼用温中矣

## 厥陰證治例

邪出厥陰之經脈細欲絶手足厥寒當歸四逆湯主之

邪入厥陰之藏隨陽而化者厥而脈數厥深熱深厥微熱微舌焦咽乾囊縮煩滿內熱熾盛或結於中則大便燥鞕或廹於下則圊便膿血或攻於上則喉痺口爛大承氣湯主之厥而脈沉弦大渴欲引飲熱利下重白頭翁湯主之厥而脈滑白虎湯主之　隨陰

而化者厥而脈微囊縮舌短胎滑而黑四逆加吳茱萸湯主之厥而惡寒下利肢疼拘急大汗出熱不去四逆湯主之厥而汗出下利清穀裏寒外熱通脈四逆湯主之頭痛乾嘔吐涎沫吳茱萸湯主之若宿有痰飲挾飲上結胸中阻遏陽氣不達四旁以致手足厥冷心下滿而煩饑不能食脈乍緊瓜蒂散主之其或陰陽錯雜寒熱混淆厥而消渴氣上撞心心中疼熱饑而不欲食食則吐蚘下之利不止烏梅丸主

之。

彙方

當歸四逆湯

當歸　桂枝　芍藥

通草　細辛　大棗

甘草

水煎溫服。

若其人內有久寒者。加吳茱萸生薑。酒和水煎服。

羅東逸曰厥陰爲三陰之盡陰盡陽生若受寒邪則陰陽之氣不相順接故脈微而厥然厥陰之藏相火遊行其間經雖受寒而藏不卽寒故先厥者後必發熱所以傷寒初起見其手足厥逆脈細欲絕不得遽認爲寒而用薑附也此方取桂枝湯君以當歸者厥陰主肝肝爲血室也佐細辛其味極辛能達三陰外溫經而內溫藏通草其性極通善開關節內通竅而外通營去生薑者恐其過表也

倍大棗者卽建中加飴之義用廿五枚者取五五之數也肝之志苦急肝之神欲散辛甘並舉則志遂而神悅未有厥陰神志遂悅而衇微不出手足不溫者也不須蔘苓之補不用薑附之峻此厥陰厥逆與太少不同治也若其人內有久寒非辛溫之品不能兼治則加吳茱萸生薑之辛熱更用酒煎佐細辛直通厥陰之藏迅散內外之寒是又救厥陰內外兩傷於寒之法也

大承氣湯方見前

白頭翁湯

黃蘗　秦皮　白頭翁

黃連

水煎溫服。

錢斗保曰。三陰俱有下利證。自利不渴者屬太陰也。自利而渴者屬少陰也。惟厥陰下利。屬於寒者厥而不渴。屬於熱者消渴。下重。下利膿血。此熱利下重乃火鬱溼蒸穢氣奔迫廣腸魄門重滯而難出內經云暴注下迫者是矣君以白頭翁寒而苦辛臣以秦皮寒而苦濇寒能勝熱苦能燥溼辛以散火之鬱濇以收下重之利也佐黃連清上焦之火則渴可止使黃蘗瀉下焦之熱則利自除也治厥陰熱利有二初利用此方以苦燥之以辛散之以濇固之是謂以寒治熱之法久利則用烏梅丸之酸以收火佐以苦寒雜以溫補是謂逆之從之

隨所利而行之調其氣使之平也

白虎湯方見前

喻嘉言曰滑爲陽脈其裏熱熾盛可知故宜行白虎湯以解其熱與三陽之治不殊也

四逆加吳茱萸湯

於四逆湯方內加吳茱萸

四逆湯方見前

喻嘉言曰大汗出而熱反不去正恐陽氣越出軀

穀之外若內拘急四肢疼更加下利厥逆惡寒則在裏純是陰寒宜亟用四逆湯以回其陽而陰邪自散耳

通脈四逆湯方見前

陳修園曰穀入於胃藉中土之氣變化而黃以成糟粕猶奉心化赤而為血之義也若寒傷厥陰厥陰之標陰氣盛穀雖入胃不能變化其精微蒸津液而成糟粕清濁不分以致下利清穀陰盛格陽

以致裏寒外熱汗出而厥者與少陰篇之通脈四逆湯證相似亦宜以通脈四逆湯主之啓生陽之氣而通心主之脈

吳茱萸湯方見前

陳修園曰此治厥陰陰寒極盛津液爲寒氣絆逆而上故所嘔皆涎沫而無飲食痰飲而且逆行巔頂而作頭痛非此大劑不能治此劇暴之證方中無治頭痛之藥以頭痛因氣逆上衝止嘔即所以

治頭痛也

瓜蔕散方見前

錢斗保云痰飮壅塞胸中則胸中陽氣爲邪所遏不能外達四肢是以手足厥冷胸滿而煩饑不能食也當吐之宜瓜蔕散涌其在上之邪則滿可消而厥可囘矣

烏梅丸

烏梅　細辛　乾薑

黃連　當歸　附子
蜀椒　黃蘗　人蔘
桂枝

右味異擣篩合治之以苦酒漬烏梅一宿去核蒸之五升米下飯熟擣成泥和藥令相得內臼中與蜜杵二千下丸如梧桐子大先食服服十丸日三服稍加至二十丸禁生冷滑物臭食等

柯韻伯曰六經惟厥陰爲難治其本陰其標熱其

體木其用火必伏其所主而先其所因或收或散或逆或從隨所利而行之調其中氣使之和平是治厥陰之法也厥陰當兩陰交盡又名陰之絶陽宜無熱矣第其合晦朔之理陰之初盡即陽之初生所以厥陰病熱是少陽使然也火王則水虧故消渴氣上撞心心中疼熱氣有餘便是火也木盛則生風蟲爲風化饑則胃中空虛蚘聞食臭而出故吐蚘雖饑不欲食也仲景立方皆以辛甘味苦

爲君不用酸收之品而此用之者以厥陰主肝木耳洪範曰木曰曲直作酸內經曰木生酸酸入肝君烏梅之大酸是伏其所主也配黃連瀉心而除疼佐黃蘗滋腎以除渴先其所因也連蘗治厥陰陽邪則有餘不足以治陰邪也椒附辛薑大辛之品並舉不但治厥陰陰邪且肝欲散以辛散之也又加桂枝當歸是肝藏血求其所歸也寒熱雜用則氣味不和佐人蔘調其中氣以苦酒漬烏梅同

氣相求蒸之米下貧其穀氣加蜜爲凡少與而漸加之緩則治其本也蚘昆蟲也生冷之物與溼熱之氣相成故藥亦寒熱互用且胸中煩而吐蚘則連蘗是寒因熱用也蚘得酸則靜得辛則伏得苦則下信爲治蟲佳劑久利則虛調其寒熱酸以收之下利自止

補遺方

麻仁丸　治趺陽脈浮而濇浮則胃氣強濇則小便

數浮濇相搏大便則鞕其脾爲約麻仁丸主之

麻仁　芍藥　枳實

大黃　厚樸　杏仁

蜜丸如桐子大每服十丸日三服漸加以和爲度

按疫病邪入胃府熱傷津液宜養液潤燥清熱通幽是方最佳

炙甘草湯　治傷寒脈結代心動悸炙甘草湯主之

甘草炙　麥門冬　生薑

桂枝　大棗　人薓

麻子仁　生地黃　阿膠

清酒和水煮去滓內阿膠烊消盡溫服日三服一

名復脈湯

按凡疹熱灼傷津液及熱邪深入三陰均宜此方

清補兼投養陰救液

附瘟病治例　劉宏璧

瓜瓤瘟

瓜瓤瘟者。胸高脇起。嘔血如汁者是也。宜生犀飲。

生犀飲

犀角二錢鎊　蒼朮泔浸麻油炒　川連各一錢

黃土五錢　金汁半盞　茶葉一大撮

水煎去滓。入金汁攪和。日三夜二服。虛加鹽水

炒人蔘。大便結加大黃。渴加括蔞根。表熱去蒼朮

黃土加桂枝川連便膿血去蒼朮倍黃土加黃蘗
便滑以人中黃代金汁

## 大頭瘟

大頭瘟者其經熱傷高巔必多汗氣蒸初憎寒壯熱體重頭面腫甚目不能開上喘咽喉不利舌乾口燥不速治十死八九宜普濟消毒飲如大便硬加酒蒸大黃一二錢緩緩服作丸噙化尤妙若額面焮赤腫脈數者屬陽明本方加石膏內實加大黃若發於耳

上下前後並額角旁紅腫者。此少陽也。本方加柴胡花粉。便實亦加大黃。若發於頭腦項下並耳後赤腫。此太陽也。荆防敗毒散加芩連。甚者砭針刺之。

普濟消毒飲

川連　黄芩酒炒　人蔘

黑蔘　桔梗　生甘草

連翹　升麻　牛蒡子

白芷　馬勃各一錢　殭蠶七分炒

藍根如無以青黛代之　柴胡

右爲末半用水煎去滓食後徐服半用蜜丸噙化就臥以合藥性上行也

按大頭瘟一證歷代名醫皆謂熱毒上蒸高顛獨出普濟消毒飲一方爲不二法門竊意是證有熱而無寒也臨證以來以書驗證以證索方乃知證不一證方不一方有濁陰上逆者有風熱上攻者有正虛不能託毒者三種病機皆非普濟消毒飲之屬所能治

若是證果係熱毒上蒸則普濟消毒飲又其主方也
其有風寒上犯高巓頭面腫大色不紅赤但解散寒
凝祛逐風邪卽愈非大頭瘟也
臣朱氏甲戌除夕患大頭瘟越明年正月十四日延
余不遇其子不復來延其女堅欲余治互相爭論至
求自盡十五日親屬乃遣价來延十六日至家人云
得病來全不受藥入口卽吐自初三日水穀不進已
十日有奇矣請先生來不過盡人事耳余診之頭大

如斗兩耳後額上各懸水泡一箇以手撥眼而視目珠紅赤舌黃而黑脣晦而焦脈細數無力閱前醫所主之方皆用普濟消毒飲之屬而不驗殊無端可求惟水泡不無疑焉詢之云自正月初四日頭面偏發水泡漸次破流清水見未破者祇此三箇捫之不熱有水瑩然狀若水晶余思水泡不熱經十餘日不乾大非實熱與方書所載大頭瘟不同乃溯嘉言陰病論中有地氣加天之旨濁陰從胸而上入者咽喉腫

獰舌脹睛突濁陰從背而上入者頸筋粗大頭項若冰雖未及大頭瘟可引爲此證諦詮至目紅舌黑脣焦乃陰火上逆即論中所引禪宗白浪滔天刼火洞然及大千俱壞之微旨證以水泡之不熱不乾濁陰上逆何疑夫平人七日絕水穀則死茲值二七而不死者妙在得病來全不受藥若受藥則不死於病必死於藥矣遂將前煎寒涼藥罐擊破另以罐煎大劑耆附理中湯亦不受隨用酒壺盛熱水灌藥一口即

令銜壺嘴使熱氣上蒸不致嘔出頻頻灌服一劑大有起色再進加白胡椒三錢研末泡服則不復吐三四劑腫消思食又數劑而愈余歸道過青市謝公星階邀與握余手曰匡朱氏曾經余治用古法而不應今先生著等治法證據何處義出何書余曰是婦生機全在水泡果是熱證用水調石膏敷上亦即立乾豈水泡至十餘日之久尚不煎乾乎合參嘉言陰病論中所云雖憑空結撰而理解甚超故宗之而不疑

謝公云如何歷代名家於是證論中並不言及余曰物必有偶道在河圖陰陽對待理數燦然醫書所不言者比而觀之則得矣謝公嘆服不已曰先生讀書不死殺句下獨闢見解翻千古陳案吾於斯道退謝不敏矣自是將醫書證之高閣不輕與人一方

族兄藹亭之子文垣甫九歲患大頭瘟赤腫痛甚如錐幾類於危急延余治診之舌黃微白脈緊而數本屬實證閱所服方不出普濟消毒飲之屬藥病相當

而反不愈其中微竅殊難領會藹亭促令主方余曰少緩沈思半晌忽憬然悟曰此必風熱上攻高巔不解風熱徒用芩連硝黃以傷裏氣無益也遂主輕清透表之品外用蕎麥粉濃茶調敷以拔風毒是夜霍然翼日門人方正來謁告以內服外敷之法比族兄鼎卿家請方正甚急促之去過數日告余曰昨鼎卿之子運生亦患大頭瘟用先生內服外敷之法應手取效師弟譚論終朝而別

# 輕清透解方

葛根　柴胡去蘆　白芷　北防風各三錢
殭蠶　白鮮皮　金銀花　甘菊各四錢
桔梗二錢　赤芍三錢　荆芥三錢　黃芩水酒炒二錢
甘草一錢　蘋樸二錢　全蟬蛻去泥沙廿只

堂叔奉輝公抱大頭瘟旬日不愈余以脈證驗之色不甚紅脈微而數此正虛不能化毒用扶正託毒之劑二三服而病霍然後友人倣余法亦治驗數人可

如古法守其常守古法通其變能知經權常變之道則操縱自如不獨大頭瘟一證也

## 託裏化毒方

人蔘　殭蠶　蟬蛻去頭足

北生耆　當歸　金銀花

生甘草　川芎　白芷

荊芥　防風

## 捻頸瘟

捻頸瘟者。喉痺失音。頸大腹脹如蝦蟆者是也。宜荆防敗毒散。

荆防敗毒散

羌活　獨活　前胡　甘草人中黃更妙

柴胡　人蔘　枳殼　桔梗

茯苓　川芎　薄荷　牛蒡子炒研

荆芥各一錢　防風一錢半

水煎。緩服。加金汁一盞尤妙。

一方以金絲蛙即青蝦蟆背上有兩頭黃色者搗汁水調空腹飲極效焙乾爲末水化服亦得曾治數人甚效

吾友戴臨軒之子未週歲頸項腫大聲若蝦蟆不能啼哭吮乳服荆防敗毒散數劑不愈勢危急延余至亦束手無策諦審良久頸大氣粗聲音變易本係捻頸瘟證服對證之藥而不效殊屬可怪乃溯張長沙論中有與小柴胡湯上焦得通之語想此子或者上

焦不通故有頸大氣粗聲變之證遂以小柴胡湯加枳桔一服而愈茲收案附捻頸瘟後以爲臨證者按古方不效當活法之中以生活法耳

## 楊梅瘟

楊梅瘟者遍身紫塊忽然發出黴蒼者是也清熱解毒湯下人中黄凡並刺塊出血

人中黄凡

大黄三兩尿浸　蒼朮麻油炒　人中黄如無坑垢代之

桔梗　滑石各二兩　香附薑汁拌匀炒一兩五錢

川連酒洗　人蔘　防風各五錢

神麯。凡氣虛四君子湯送。血虛四物湯送。痰甚二陳湯送。熱甚童便送。通用清熱解毒湯送二三服

清熱解毒湯

川連酒洗　白芍酒洗　生地

黄芩酒洗　人蔘各三錢　石膏鷄子大研碎

羌活　知母各二錢　升麻

葛根各一錢　生薑切二錢　生甘草一錢五分

水一斗煮取五升每服一升日三夜二服

## 疙瘩瘟

疙瘩瘟者發塊如瘤徧身流走旦發夕死者是也三稜鍼刺入委中三分出血及服人中黃散

## 人中黃散

人中黃一兩　雄黃要透明者　辰砂各一錢半

右爲末薄荷桔梗湯下二錢日三服夜二服

絞腸瘟

絞腸瘟者，腸鳴乾嘔，水泄不通者是也。探吐之，宜雙解散。

雙解散

防風　麻黃　川芎　連翹
薄荷　當歸　芍藥　大黃
芒硝各五錢　石膏　黃芩　桔梗各一兩
荊芥　山梔　滑石　白朮薑汁拌生用

甘草　炙各二兩

右爲散。每三錢。加薑三片。水煎。去渣服。

按腸鳴乾嘔。水泄不通。即乾霍亂。俗名絞腸痧也。病來甚暴。不急治之。壅遏正氣。關格陰陽。命在頃刻。故古人以絞腸瘟名之。余雲游方外。差得別傳。爰錄其方。以救斯證之厄。

赤蓼方　治腸鳴乾嘔。水泄不通。腹切痛。諸般痧證。

赤蓼腑子　三個。或五個。七個。赤蓼俗名辣茵子草。腑子。即草之尖子。

右一味。搗爛。內舌下。登時涎沫湧出愈。如病重牙關緊閉。以剪刀撥開內之。若吐出再內。如赤蓼一刻難覓。用後方。

烟膏方　冬月赤蓼草謝用此。

烟膏　取喫好葉烟筒中之膏。一凡。

右一味內舌下治同上。兼治忽然卒倒。不醒人事。陰陽否塞之證。如牙關緊閉。以剪刀撥開內之。立甦。

按赤蔘草之微烟膏物之賤用內舌下取效何神蓋舌乃心苗廉泉腎竅二物辛温藥到其處即下達於腎上通於心心腎氣通則陰陽交理妙在又不留邪能使所傷之邪悉從涎沫涌出一刻內府霍然藥雖微賤功與諸葛武侯平安散川督普濟丹相埒平安普濟中有片麝蟾酥貴重之物購辦殊難配合不易非預備不足以應倉卒之急不若此二方取之至易用之至神願好生君子徧傳天下

一歲間卽此一證可救無限生靈況運會之無窮期哉

軟脚瘟

軟脚瘟者便溏泄白足腫難移者是也卽濕溫宜蒼朮白虎湯

蒼朮白虎湯

石膏一斤　知母六兩　甘草二兩　粳米六合

蒼朮三兩

煮米熟湯濾去滓內四味再煮減八分溫服一升日三服

按軟腳瘟初起足軟不用無甚痛苦渾身微熱或便清泄白乃溼熱爲患即痿病也經云治痿獨取陽明陽明主潤宗筋宗筋弛而不能束骨發而爲痿故出蒼朮白虎湯白虎清熱蒼朮燥溼溼熱去其病立起功甚二妙散之上同治初朱秀二家同患三人用是方各服二劑而愈後遇是證檢是方與之輕者二三

劑。重者數劑。無不效捷。桴鼓若立案。即此一證不下數十。吾恐名方應對。世人不敢信用。故特揭而出之。憶昔年道過青市。友人引一小兒。足軟不用。余作脾虛治之。退後思之。悔未用蒼朮白虎湯。後月餘復過詢及此子。已殤。惜哉。雖命之長短有數。一時思索不到。未用名方救療。至今抱歉。

是證初起失治日久不愈。正氣已虧。不敢用蒼朮白虎湯。皆用虎潛丸或二妙地黃湯須知。

## 虎潛丸

黃蘗鹽酒炒　知母鹽酒炒　熟地黃三兩

龜板酥炙四兩　虎頸骨酥炙一兩　瑣陽酒潤

當歸酒洗兩半　牛膝酒蒸　白芍酒炒

陳皮鹽水潤一兩

爲末煮羯羊肉搗爲丸。淡鹽湯下。

## 二妙散

蒼朮　黃蘗

二妙地黃湯

即二妙散合六味地黃湯

侶霞山館珍藏

# 疫證治例醫案卷四

湘鄉太廓子朱　增籍蘭臺氏著
壻戴長銓鏡渠校字
男光馥　樹桂
及門諸子　仝參訂

沴邪蘊蒸肌表服蘆根方表解而入府之邪不隨之而解通其裏餘邪復還表而解一則

余性僻好山水戊子九月望後率男光馥歷覽龍山

至廿六日族人邀診遣男歸廿九日遇門人方正告余曰樹桂於廿六夜抱病自服麻桂不應昨主麻桂敗毒散必效先生可無慮余心亦適初一日接歸詢屬傷寒太陽證服青龍敗毒五積等方七八劑汗不出而發熱更甚熱極時微覺惡寒欲得衣被蓋覆近日反腰痛如折口渴小便不通欲飲熱茶一嚥即止少頃又索頭倒牀褥時難耐過診之左手細數右手氣口洪大舌薄微有白色審問謂適方正至議前此

所服之方本屬對證不惟不愈而反腰痛如折小便閉澀患房事命正問之曰否予不以爲然用溫託之劑腰痛愈小便通乃與正議用小柴胡湯加陳皮白芍二三劑熱渴更甚病更難耐周察至夜半思索病原如此處治而不應者必前感山嵐沴氣故爾夫沴氣中人由口鼻入直干肺胃肺主皮毛胃主肌肉其邪透發於肺胃所主之分故蒸蒸發熱微覺惡寒欲得衣被蓋覆也邪在肌表屬肺胃氣分故口渴而頻

索茶水邪氣蘊蒸於表必致吸動裏溼故口雖渴而喜熱一嚥即止少頃又索也舌薄微白邪在肌表尙未入裏也其脈氣口洪大屬肺胃之部也肺胃受邪惟蘆根能直達其所乃于定蘆根方顧謂方正曰此方決效一日一夜連服三四劑大汗出蒸熱退舌白除翼日方正來視舞而告曰斯病斯方何其神也余曰肌表之邪雖解而入裏之機已兆汝知之乎方愕然余曰汝不徵之舌色乎微白雖去而深紅紫赤必

須下之昨日大熱而不敢下者恐表邪陷裏也今日熱退而欲下者端倪已露於斯也不下必至變生遂主大柴胡湯加硝兼以大黃一味賓凡與之正義高情篤周視一日一夜四鼓連下三四次先鞕後溏裏氣一通渾身發疹乃止服仍以蘆根方數劑而愈後以蔓苓白朮散調治

沴邪與正氣混合游行上下服蘆根方微汗疹出病似小愈加託裏藥乃得大汗全解一則

族瑾泉之次子棣志體素羸弱經余治乃成立庚寅五月十二日在寶郡染時疫發表淸裏不應十八日歸十九日延余治渾身厥冷喜笑舌胎黃黑牙根腐爛齒黑脣晦小便黃大便微溏神明欠淸喃言熱氣衝上溷下無可奈何其脈中取四至諦思良久病重若此而脈不浮不沈不遲不數必是疫邪橫據膜原

勦之爲要脣舌乃邪氣薰蒸不可以小便黃一證認作裏熱厥冷乃邪信正訛不可以大便滯一端誤作陰寒其心神瞀亂喜笑者沴邪上干膻中疫病常情不足爲怪倣吳氏達原飲取草菓之臭與疫同氣直達病所檳榔厚樸直搗中堅甘草解毒去知芍黃芩無使淹滯陽氣不得外達加人蔘扶其正氣羌活葛根柴胡提出三陽表分俟陽信厥解再爲處治服二劑次日診之果厥解而神明稍清自知一團熱氣無

有定所時而衝於心胸時而溜於臍腹時而注於喉關肩臂時而遊於背膂跗膕一至其處初按之在是細審之卻又不在是其煩熱不可名狀細揣病情與吳氏所論邪據膜原不同此是沴氣從口鼻而入直干肺胃氣道邪正混合隨氣升降周流軀殼所以上下無常往來不定欲出不出外不干經欲入不入內不干府草菓檳榔徒耗清空之氣恐致變生不測憶前歲因小兒光馥病疫悟出蘆根方證雖殊而治大

同遂用其方徑清疫熱提邪外出使邪干血分則從斑解邪干氣分則從汗解聽其自然服一劑果斑出三四劑諸證皆除瑾喜曰病愈矣余曰未也診氣蘊蓄餘邪難盡方內須加蔓耆防風歸地輩力行拖解使餘邪皆從外出服至五六劑脈數口渴發熱熱極時反覺惡寒欲得衣被蓋覆促合再服一劑口更渴熱更甚瑾以熱茶數盌與之助其氣液鬱蒸大汗而解翼日熱退身涼四肢如在井泉中出身體尚津津

汗出隨用人蓡黃耆當歸桂枝湯加蘆根等味以復其體。

診邪纏綿日久欲出不能服蘆根方表氣通汗出發疹漸解一則

朱君倬雲庚寅四月十九日染病經李君融峯調治至五月初十日延余診之眎中取帶數壯熱無汗微覺惡風其熱入暮更甚精神困倦舌邊肉色暗晦中心黃兩邊黑兩耳氣逼若瀑布聲若雀噪聲若金鼓聲萬籟交集殊難耐過細審此病雖纏綿日久診邪猶在中道壯熱微覺惡風是邪欲出表而未能兩耳

氣逼是診邪薰蒸三焦膽府府受邪蒸必循少陽脈道而上擾空竅故有萬籟交集殊難耐過之狀舌胎黃黑在傷寒多屬下證而在疫病不足爲憑與李君商及小子光馥病狀欲進蘆根方李君稱善遂主蘆根方加人蔘歸芍扶正柴胡提邪一服汗出發疹二三服舌胎減五六服熱漸退議用清補兼投以善後余他往得李君調理而安

表氣通裏氣隨通下血塊一則

申寅莊抱病詣余治，云初起發熱惡寒，身體痛，服表劑後身痛稍減，現頭顱猶悶，內府揮霍撩亂，無可奈何，問其所苦，莫名其狀，舌胎黃白，審的是疫，卽主蘆根方，兼口苦咳嗽，加柴胡、黃芩、桔梗、花粉、麥冬。次日又詣余治，云病已愈，服一劑汗出，二劑五鼓時下黑血塊極多，諸證皆除，今日請更方。余曰：不須更，再服二三劑以散餘毒，自然體復。庚寅

裏氣通下黑水而表氣隨通一則

從兄美成與余同時業醫九月二十一日抱病至十月初一日遣姪自外接余歸一見而淚頻頻下云兄弟自此分別不久矣余曰如何曰得病來發熱微覺惡寒頭顱緊箍脹悶臍腹壅滯心中無有主持自服羌活湯麻桂敗毒散之屬七八劑明係表證而汗不出更有何法診之脈中取帶數舌胎白黃而膩余曰是疫也照光復例治之自愈何用憂爲遂用蘆根方

加羌活紅胡葛根提出三陽表分洋薓匡扶正氣合一伏時服二三劑至夜必從汗解次早診之舌胎減云服二劑夜半微汗病覺稍鬆余曰病已鬆原方更進三劑今夜必大汗而解次早又診之云昨夜四鼓後下黑水甚多倦臥少頃濈然大汗今日自覺諸病若失但精神疲倦奈何余曰病解服調理之劑自愈乃以人薓者當歸桂枝湯加防風託出餘邪後自服平補而體復庚寅

診邪藴蒸致熱甚神昏舌胎黑焦殭臥待斃李

得蘆根託解汗出回生一則

族石峯其長孫體仁於辛卯七月初八日在寶郡染疫十五日輿歸二十四日延余治診之壯熱無汗微覺惡寒其熱入暮更甚錯語神昏舌胎黑焦耳聾殭臥旬日不食六脈浮空勢危急萬難措手時伊戚杜君遜咸在坐亦善醫述用發表和解淸裏劑均不應余諦審病證乃是診邪藴蒸欲出表而不能提邪外

出得汗出熱解方是活法然六脈浮空不顧正氣即提邪透表恐致汗脫莫救與杜君議用蘆根薄荷銀草直解痧毒人蘐萎蕤歸地白芍養液以助汗源因咳嗽加貝母陳皮用柴胡一味輕輕提之服二劑果大汗熱退身涼神識清朗舌黑漸潤大便旬日未解用苧根導法頃下穢惡小便短赤用育陰利水之劑服三劑小便清長六脈有神舌轉紅潤議用養陰之劑余歸渠家速求復體方內加耆朮服數劑忽日晡

發熱狂妄譫語復延余余以服者尤太早助其餘邪
與杜君議用二陰煎去木通易黄連以蓮心更加石
斛清陽明虛熱龍骨牡蠣交媾心腎柴胡白芍養血
提邪一劑狂定熱除善後仍議養陰之劑得杜君調
理而安

## 診邪蘊蓄不解雖多方調理罔濟解診乃能轉危爲安一則

辛卯九月廿九日族石峯家復延余至述其冢婦李氏染病即體仁母也因晝夜周察體仁月餘寢食俱廢精力疲勞自十八日忽病發熱惡寒體痛經戚杜君遯成多方未驗而飲食莫入口十日矣舉室倉皇以待君來未知能救藥否診之脈浮舌黄微白氣逼兩耳耳聾面色晦滯發熱微覺惡寒入暮熱更甚神

昏殭臥寤。的是痧。顧謂石曰。此又蘆根方證也。與體仁病同而治較難。以大勞憂慮後而獲此病。恐病去而元難復。遂與杜君議蘆根方加萎蕤生地歸芍柴胡之屬。一服汗微出。熱減痛除。二三服續得汗出而諸證平。舉家喜極。余曰客邪雖去。主氣難復。隨與杜君議用理損之劑。漸漸調治。以冀復元。

沴邪得蘆根方透發邪潰表裏分傳逼其裏氣

虛熱上逆一則

童子靜甫族孀婦曾氏子也八月初染病證類傷寒經門人籌齋調治籌以任重促令延余診之脈浮數舌白黃壯熱無汗微惡風寒頭顱時痛時止數日不更衣是沴邪蘊蓄中道證甚重與籌議進蘆根方透發中道沴毒俟邪汗出後看證用藥連服二劑是夜果臭汗淋漓翼早又延方正至診之熱雖少退而舌

胎黃焦邪潰表裏分傳議用大柴胡湯服一劑大便通即轉嘔逆證此虛熱上逆改用小柴胡合橘皮竹茹湯加麥冬因發熱額痛證未全減更加葛根三四劑諸證皆退余歸議清補兼調以善後

橘皮竹茹湯

橘皮　竹茹　人蔘　甘草

生薑　大棗

水煎溫服

診邪蘊蓄兼出三陽而少陽爲甚得蘆根方提
解遂傳瘧疾當並提三陽之邪以治瘧一則

辛卯九月三日余歸男光馥稟曰族元昌在寶郡染疫歸比延大人數次不遇次日男往視擾亂煩躁形色晦滯舌胎黄刺診其脈弱疾數詢其病云自前廿三日起每日或巳或午後憎寒壯熱無汗口渴小便短赤氣逼兩耳若聾覆體痛頭兩側錐痛日晡更甚夜深痛熱少減前已服柴葛麻桂五六劑汗不出昨

歸又進柴胡桂枝湯兩劑轉劇男想藥病相當不惟罔效而反增劇明係痧邪稽留三焦與少陽正氣相搏正邪分爭故憎寒壯熱其頭兩側錐痛者邪出少陽身體痛者邪出太陽日晡更甚者陽明王於申酉痧邪干胃隨陽明燥氣相蒸故爾擾亂煩躁形色晦滯舌胎黃刺口渴小便黃赤耳若聾覆蓋屬痧邪蘊蒸即用蘆根方加羌葛柴胡因脈弱加人蔘囑令速服一劑大汗病自鬆昨往視伊喜曰藥對證矣服半

劑汗出盡劑濈然大汗病覺已鬆診得𧖴弱帶數面陰黑滯未退舌轉微白而舌根尚黄仍是沴邪稽留合再服以託解餘毒至五鼓時汗出大便通先鞕後下黑溏極多言未已適延余率馥診之𧖴洪無力舌白微黄病作時憎寒壯熱頭兩側痛膝臏痛便下穢惡乃謂馥曰此沴邪蘊蓄得蘆根方提解邪出三陽而少陽爲甚勢已傳瘧便下穢惡表氣通而裏氣隨通不必顧慮當提三陽之邪以驅瘧即以柴胡桂枝

湯加蘆根薄荷竹葉檳榔。膝臏痛是陽明經氣下鬱。宜加鮮常山。鼓舞陽明邪氣外出。進數劑頭痛膝臏痛止。寒熱少平。變作乾嘔。以柴胡桂枝合橘皮竹茹湯二劑。乾嘔止而餘邪散漫。肩背兩肩髀痛。尫弱虛大。乃以柴胡桂枝合四獸散三四劑而愈。後因調養失宜。微作寒熱。服小柴胡之屬。繼用十全大補湯以復其元。

四獸散　即六君子湯加烏梅草菓薑棗煎

# 沴邪實戀中道上中二焦痞滿一則

友人蔡君可知商安邑染疫歸治經月餘延余至上中二焦痞塞不通按摩導引不可釋手四肢厥逆冷過肘膝勢在危急閱所服方在安邑則用表劑歸家純用溫劑愈治愈甚審之確係痞證獨不解四肢厥逆如是之甚細而思之必是沴邪盤踞上中鬱遏陽氣不達四末非半夏瀉心湯不能使痞塞頓通陽氣四布也遂主之一服減半二三服全愈後以平補復

其體。

診熱甚彌漫三焦得梔子金花湯頓解一則

病有按證處治而不應者必深思以求之縱或不中而鬼神來告如吾治嵊姪新葬病熱甚神識不清按三陽熱證例治經旬日無效忽歌聲徹戸外家人恐用藥不當請人向余言更醫之意余不允周晝夜觀之自嘆藥與證對而病不愈必思有所不到也沈思而睡夢至族兄松喬家適演戲推之上坐見金甲神曾見疊出光燭霄漢俄而覺乃思松兄晚年愛誦金

剛經或吾姪得金剛神庇佑則吉即誦金剛經又思熱證例治中有梔子金花湯遂主其方連進二劑至日暮霍然而愈噫思之思之鬼神通之此言良不虛也業斯道者當人命存亡之際其可不盡心乎

診邪內鬱陽氣不達膚表體厥一則

李年友之妻某氏病體厥，牀下置火盆二，重衾蓋覆，猶欲其子覆臥被上以通煖氣。診之脈緊數，舌胎白焦如積粉，口臭氣粗，噴熱如火。余思此乃疫病火鬱於內，陽氣不達膚表，外雖若冰而內若炭也。王吳氏三消飲，芩、知、硝、黃以蕩內熱，羌、葛、柴胡透發火鬱。服四五劑，體厥解，內熱亦輕。本方減硝、黃，又數劑而愈。

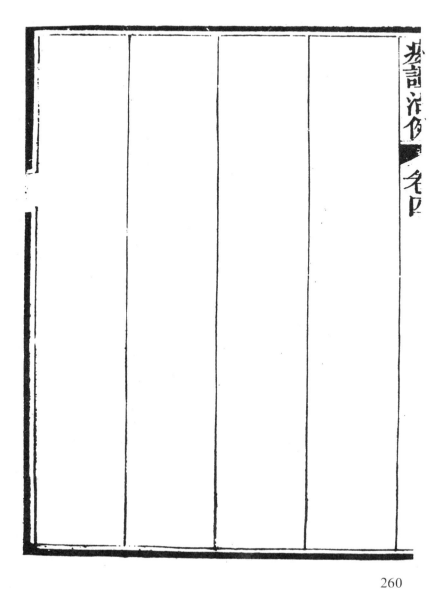

## 邪陷太陽經府同病一則

族叔湘德之繼配劉氏染病月餘醫退謝不治請余至診之脈雖細數而浮部有力身雖熱而微覺惡寒神識不清舌胎黃白小便滴瀝室中穢氣刺人鼻觀偃臥不起頻用布帛換貼醫作腎虛治之服藥皆歸地數十劑愈治愈危細審病證脈浮惡寒表未解也表未解而口渴小便滴瀝是邪陷膀胱經府同病憶嘉言治痢有逆流挽舟之法雖前後二陰不同可比

例而得也。主以人參敗毒散。提陷邪從表分而出。隨合服萊菔汁數盌。一以解地黃之凝。一以止上消之渴。不日而肌表微似有汗。諸證皆除。

## 邪入太陽之府蓄血一則

房鏡堂客遊省垣抱病歸神識不清言語善惡不避親疏登高而呼棄衣而走治經旬日不應細審之每當少腹鞕滿難耐時其證更甚乃知蓄血發狂也外用熨法內服桃核承氣湯是夜小便下血一瓶狂少定服近二十劑小便漸次清白病乃全愈

附致王槐溪先生書

前月十二日酉刻抵某家詢及先生云已上午歸矣診某病證捧閱先生所主之方皆由仲景聖經中得來噫古調不彈久矣先生起而更張之眞先得我心之所同然矣但審某病係疫主吳氏三消飲是夜大便通證稍平十三日下午更用三黃解毒湯加味治之服三劑熱退神清病去六七十五日倣吳氏清燥養營方意用清潤之劑十六日忽變嘔逆余思某素

書服辛熱今寒涼之劑雖與病當邪熱未除而胃中虛熱上逆不宜溫胃用橘皮竹茹湯清補兼投必得矣某不信以為寒涼過劑非附子理中湯不起姑從之甫半劑而神昏譫語嘔逆更增十七日始信余用藥仍主橘皮竹茹湯加黃芩石斛十八日嘔止神清十九日默思病雖已退而三四日未曾大便其中必有燥糞五六枚不通之恐為枯木之春死灰之焰用潤腸之劑晴用生大黃作丸下之果下燥糞六七枚

鞕如鐵石斯時也余喜曰病根拔矣略加調治自愈又從橘皮竹茹湯加減治之至二十一日病已瘥可惟戒其慎風寒節飲食而已適有一鷹醫者至見余如此用藥大信其舌曰此陰證傷寒也若此之治性命恐難保全必請某醫至或有可生者某欣然許諾余知其性服不堅即告歸越明日果延某至深詆前非某反將功歸伊獨不知某之病不有先生調理於前得余繼起於後其命將成鳥有何竟歸功於伊乎

然而世情大率類是也。夫我豈不知世之業斯道者

哉。守舒氏馳遠傷寒集註出入不下二十味。無病不

治。自謂得醫門捷徑。不知馳遠麤得六經大意。何曾

深窺仲景堂奧。觀仲景自序云。撰用素問九卷。八十

一難。陰陽大論。胎臚藥錄等書。從大造陰陽寫出至

元至妙之文。至當至神之方。以應萬世無窮之用。馳

遠妄行註釋。蠹食聖經。爲仲景罪人。仲景漢人也。聖

於醫者也。去古未遠。其書辭深義奧。歷代註家非十

年冥悟鮮能得其理解故後來讀仲景書者貴於無
字處讀之而今世醫者喜其簡便反奉馳遠之言爲
金科玉律荼毒生靈竊其意以爲不如是不足以阿
富貴者好吁隨波逐流君子鄙之吾所以撫時下風
氣不得不向先生道也況先生神遊仲景之堂精探
蘊言之蘊諒必早爲浩嘆力復古風但未知曲高和
寡能許我爲知音否

診邪得蘆根方透發諸證已解而餘邪獨出少陽一則

族篤齋之母謝氏染疫連服麻桂敗毒散五劑汗不出延余診之脈中取而數舌胎白黃微黑發熱微覺惡寒頭顱緊箍疼痛身體痛口渴不能耐內府揮霍撩亂無可如何問其所苦莫名其狀莫覺其所知係疫證即以蘆根方加羌葛柴胡提出三陽表分黃芩以清少陽府熱因體質羸弱加人蔘匡扶正氣服一

劑汗出寒熱解二劑便瀞諸證除三劑內府肅清而脇下疼痛余以邪出少陽之經用小柴胡湯加陳皮白芍台烏之屬而愈後以調補劑復其體

邪傳胸中少陽樞機不利證成結胸一則

戴全堂妻蘇氏病近一月延余治診之脈浮弦舌白胸次壅塞疼痛若石壓手不可近匍匐牀榻刻難耐過審係結胸證閱所服方皆行氣導滯閒用滋補之劑而藥石究未曾下此乃表邪傳至胸中正居少陽部分致少陽樞機不利爾用小柴胡湯轉少陽之樞加枳桔擴開胸次一服小效二三服全愈

少陽經府同病一則

族鼎卿之妻賀氏，病患虛損，屢經余治得安。己丑春，忽寒熱咳嗽，胸滿脇疼，勢沉重，醫作虛勞治之，轉劇。旋延其從姪錦堂至，錦主小柴胡湯，病小差。旬日乃延余診之，脈浮弦，舌黃帶黑，驗證係少陽經府同病。小柴胡湯本屬對方，而不收全效者，以方中少用黃芩耳。因謂錦曰：善哉方也，但宜君黃芩。蓋正傷寒邪傳少陽入府，舌黃。此舌黃帶黑，未免夾痰。屬熱邪

君黄芩以清熱得柴胡以提之其病自當立解果數劑而效

辛卯春族兄廷魁子染病詣診之發熱微惡寒頭兩側痛嘔逆食不入內府揮霍撩亂口苦氣粗而臭舌胎白焦脈中取而數細思諸證若果係春温必渴而不惡寒今口苦而不渴發熱而惡寒明是疫傳少陽經府同病滲氣蘊蓄遊行少陽三焦故內府揮霍撩亂挾少陽膽熱上蒸

故口苦舌焦氣粗而臭嘔逆食不入外溢少陽
之經故頭兩側痛發熱惡寒以脈論在傷寒邪
傳少陽脈弦此中取而數確屬疫耳遂主小柴
胡湯加蟬蠶銀花服一劑汗出證平次日日晡
忽壯熱煩渴自汗復診舌胎微白舌根黃焦大
便溏小便熱脈數虛大知診邪得前方少陽之
邪已解而餘邪傳入陽明隨其王時而作所以
脈證若此乃進人蔘白虎湯一劑立瘳始信

家嚴論疫。必相其出入而治。宗長沙六經。為至當不易之法也。謹附邪傳少陽。按例治之。而餘邪傳入陽明一則於此。光馥識

診邪傳布太陰按例治之餘毒尚留一則

門人族芳齋染病延余治診之脈微而浮腹大痛述日前渾身不和發風疹疹隱則腹痛甚余知疹邪傳布太陰出則風疹入則腹痛法宜提邪外出則腹痛自愈主以桂枝湯加人薓防風服一劑風疹出而腹痛頓止奈餘毒留戀不出喉舌痲木心慌內亂片刻難耐即以銀花甘草煎湯與之藥方入口如醍醐灌頂沁入心脾喉舌內府安然信乎銀花甘草外科書

稱爲化毒神品。此吾蘆根方中選用二物之所由來也。

沴邪出入太陰少陰服理中輩而邪不服病似

小愈過數日又肆其虐一則

胞弟和親由粵西歸風塵勞苦感嵐瘴沴氣途次病發至寶郡始喚輿十月十七日抵家尚能行走顏色晦滯憔悴詢其病始何日云初二日在大埠頭發熱惡寒身體疼痛夜服表劑發汗少愈日强步行現惟入暮發熱口渴思飲而已別無他苦十八早診之脈沈細數無倫次殊覺汗駭病雖不多難保無虞繼而

思之必是疹毒蘊蓄尚未發見故色脈如是遂主蘆根方余外出二十一日飛輿接歸診之脈浮而數舌胎白神識欠清惡寒壯熱口渴知是疹邪出表乃又促進二劑猛向三陽而提之至夜半大汗而解二十二日熱退身涼脈亦靜用小柴胡湯去黃芩加當歸白芍山藥養陰祛邪服二劑至四鼓大熱大渴舌黃脈洪大而數用竹葉石膏湯服劑半渴止舌底淡白無津舌胎黃焦而黑適延門人顏生益善至診之脈

微而散酉戌發熱而不渴熱止四肢厥因謂余曰先生此方難用若果係熱深厥深用前方應當霍然而起胡爲脈轉微散其中不無可慮並值便溏三次恐邪陷入太陰成協熱利爲今之計曷若舍證從脈宜宗仲景桂枝人參湯余曰善遂進一劑不應改用大劑理中加附子少頃脈雖弱而舌胎忽潤熟睡一時許食粥半盞二十四日益善議用參耆朮附薑草大劑急進數劑厥熱少減而舌黑不退二十七日益善

歸守服是方二十八日舌由黑而焦適門人方正至議溫燥過劑宜用溫潤正然其說遂主理陰煎加淩附服二劑又不應舌更焦黑入暮熱反甚乃思此是陽氣已復而熱邪不服用地骨皮飲清補兼投服一劑厥熱退十一月初一日舌黑全去轉淡紅微白大有起色不意初三日下午食生梨一枚入暮復厥熱至天明汗出卽解初四日舌胎浮黑余以生冷傷陽進四逆湯二劑浮黑去初五日以六味回陽飲進之

舌轉黃。至初六日服二劑。舌黃微黑而焦。又恐熱傷津液。溫燥過甚。初七日以大補元煎加麥味大劑連服二劑。初八日人事昏沈。舌更黑焦。厥熱更甚。余知盡能索診其鼻流濇涕。乃思前此鼻孔焦若烟煤。今流清涕。不可謂全無生機。輾轉思維。莫不是滲邪留著心腎蹶道。扞格水火升降之氣。故舌胎焦黑乃爾。欲破留著之邪。非藉三甲散不能也。初九日徑用三甲散一劑。舌黑減而稍潤。二劑舌黑去。三劑舌上津生而淡紅矣初十日改四逆散泥漿水煎加生地酒浸搗取清汁兌服一劑厥熱減二三劑而厥熱除隨用歸脾湯七福飲加著附調理近半月漸次而愈噫吾弟斯病營邪入三陰不得發善溫託於前斯時危矣厥後病復仍是診邪留著要道不得三甲散去著於後斯時又危矣甚矣治疫之難也治疫而當正虛邪不服之尤難也仲春同李君融峯治同宗筠軒君之病異曲同工吾弟惟多伏邪留著之一節耳 庚寅

三甲散吳又可　治凡人向有他病稍感疫氣客邪膠固主客交渾纏綿不解愈久愈固急用三甲散多有得生者更附加減法隨其證而調之

鱉甲　龜甲並用酥炙黃爲末各一錢如無酥各以醋炙代之

蟬蛻洗淨炙乾五分　殭蠶白硬者切生用五分

川山甲土炒黃爲末五分　牡蠣煆爲末五分

蟅蟲三個乾者擘碎鮮者搗爛和酒少許取汁入湯藥同服其渣入諸藥同煎

當歸五分　白芍藥酒炒七分

甘草三分

水二鍾煎八分。濾渣溫服。若素有老瘧、或痺瘧者。加牛膝一錢。何首烏一錢。胃弱欲作瀉者。宜九蒸九曬。若素有鬱痰者。加貝母一錢。有老痰者加栝蔞霜五分。善嘔者。勿用。若咽乾作癢者。加花粉、知母各五分。素有燥嗽者。加杏仁搗爛一錢五分。素有內傷瘀血者。倍䗪蟲。如無䗪蟲以乾漆炒烟盡為度。研末五分。及桃仁搗爛一錢代之。服後病減牛勿服當隨證調理。

附門人顏益善三甲散論

疫邪膠固血脈。主客交渾。其證大熱煩躁。或熱止肢厥。厥而復熱。舌胎黃黑。芒刺乾燥。神識昏憒。或渴。或下利污水。或便祕。鴨溏。小便時清時濁。脈或微而數。或浮大而散。種種凶候。紛更疊出。補之則邪火愈熾。瀉之則脾胃益損。滋之則膠邪轉固。和之則因循就死。散之則經絡空虛疏之則精氣耗竭當此萬難措手之際主之以三甲散者以疫邪蟠踞血脈要道如油入麪起伏出入難可名言譬強奴悍婢主弱莫制俯首聽命欲廓清而奠安之非取剛勁不撓之物不能當其鋒而挫其銳非用血肉有情之味不能導其路而搗其巢故君鼈甲之色青味酸入肝而消堅破積龜甲之色黑味鹹入腎而祛熱除蒸輔以殭蠶蟬蛻之輕清搜邪散結於無形之

窒牡蠣䗪虫之重濁逐瘀化痰於有形之鄉更使以山甲之善竄直達病所無微不周合之歸芍之養血甘草之和中聲應氣求同爲輔正勝邪之本揆此方於大肉未脫眞元未敗之時誠有起死回生之功也所是方塵封二百餘年矣學者竟其書未免順口過去見其方反狐疑而不敢用一臨此證展轉模糊曾不知病於何治即素以明醫自待亦惟袖手旁觀忙愕無計而

況夢夢者乎今也得吾　師起而用之方中精蘊因而益顯澤騰不敏敢妄析於後雖未能暢厥全旨然刻鵠類鶩亦不可謂無千慮之一得也業斯道者其毋忽諸

## 診邪隨少陰寒化一則

族兄嫂譚氏年七十染疫身熱嗜臥錯語神昏旬日不進食延余治偕門人匡子鳳閣同診脈沈無力余顧謂鳳閣曰此係何證曰少陰寒化證脈沈嗜臥即論中少陰病提綱所云脈沈細但欲寐也元陽不藏故身熱元陽淪滅心神不能主持故神昏錯語余不禁欣然喜曰子可出而論治矣醫而能辨三陰斯道其庶幾乎主附子理中湯頃間又延某至診畢謂余

曰此火證當用下劑主六一承氣湯余不然之主人信余甚堅遵余主方數劑而愈

邪入少陰之藏服通脈四逆湯至子丑時值少陰主氣太汗而解一則

李譚氏家貧孀居撫一子字嵩五年十八春月患傷寒六七日壯熱譫語人事昏沈乾咳引胸脇痛小便短赤前醫力辭不治延余治診得脈六七至重按全無舌薄微有白刺口渴欲飲熱湯余曰此少陰陰證傷寒也陰寒入腎則元陽遭其逼迫飛越於外外雖熱而內實寒所謂假熱是也寒盛淩心心無主持則

語無倫次所謂鄭聲是也人事昏沈正少陰之證論云少陰病但欲寐是也陰寒射肺故乾咳氣不化精故小便赤脈六七至重按全無者以元陽將脫離之際故脈亦見欲脫欲離之象也舌薄微有白刺口渴欲飲熱湯明係陰病見證遂主通脈四逆湯因脈無神無力加洋蔘是夜服二劑熱雖略減而乾咳更甚且痰中帶血舉家疑是薑附致誤急延余至余曰陰病難於回陽今痰中帶血正是陽回佳兆以血體陰

而用陽也速進數服必效是夜又服二劑至子丑值
少陰主氣之時大汗而愈善後用本方加耆朮之類
培補正氣不半月神完氣足矣

產後邪氣乘虛徑入少陰裏寒外熱一則

族叔秋之冢婦王氏，壬辰染時疾，旬日。二月初，適余住其家，治篤齋母氏病，請診之。脈浮數無力，舌胎白黃迷，初起壯熱，咳嗽痰涎，胸滿氣喘，頭暈口渴。醫以白虎湯與之，病進。更醫，服敗毒散，亦不應。余以小柴胡湯，服一劑如故。次早診之，細詢病原，云自去臘八日產後，至正月初似覺身體不和，月杪忽得此疾。余曰：口渴欲飲熱否？壯熱而惡寒否？曰：口渴宜熱，身雖壯熱欲得重衾蓋覆而背寒更甚余知此乃産後百脈空虛邪氣乘虛徑入少陰而成裏寒外熱之證裏寒極盛故口渴欲飲熱水以自溫陰盛格陽故身壯熱而欲重衾蓋覆所謂熱在皮膚寒在骨髓也其背惡寒者係少陰主證咳嗽痰涎胸滿氣喘頭暈正陰寒上逆之徵遂以茯苓四逆湯加砂仁半夏醒脾滌飲數服而愈後以歸脾湯調理復元

茯苓四逆湯

茯苓　人蔘　附子　甘草

乾薑

水煎溫服

壬辰二月房兄巨卿妻鄧氏因月初巨在寶郡染疫歸服事旬日巨愈而氏染之發表溫補不應月杪延馥治診之脈弱數口苦舌胎黑滑發熱嘔逆滿口白涎唾之不已耳聾嗜臥少氣懶言頭顱傾倒大便旬日未通勢危殆細審病情

乃是疫傳少陰裏寒外熱證也。腎陽衰微，邪入隨而化寒，廹陽外越，故發熱，即內經所謂重寒則熱也。嘔而口唾白涎不已，即嘉言所謂濁陰上逆也。耳聾嗜臥，少氣懶言，頭巔傾倒，明係少陰見證。惟此陰霾慘冽而口苦一證，殊有不可解者。論中口苦乃少陽膽熱上溢，豈陰氣內盛而膽尙熱乎？內經心熱則口苦，茲舌胎黑滑，水淩火位，而心尙熱乎？靜思良久，乃元陽淪喪以致三陽不升三陰不降而心膽虛熱絆陰寒上逆大便旬日未通正升降失職中樞不運使然法宜扶陽建極厥疾自瘳矣主以附塊三兩朮耆各四兩北薑二兩炙草八錢人蔘四錢半夏四錢砂仁三錢頃閒又延某至診畢以柴胡雙解飲議決於馥馥曰凡證當陰陽難辨之處貴於公共證中尋出專證來庶有把握若此發熱耳聾口苦嘔逆便閉似少陽陽明病而參以脈

弱數舌胎黑滑嗜臥少氣頭顱傾倒其裏寒外熱確有明徵當此陽消陰長之時不速以大劑猛進眞陽亡在頃刻矣某遂稱馥主方爲善進一劑次早診之大有起色馥歸囑令服原方二三劑後分兩減半又數劑而全愈謹附於此以見 家嚴診隨寒化之言厥有旨哉光馥識

## 診邪傳入少陰致心腎不交解診即交通水火

一則

吾友蔣君壬秋病疫連旬經蕭君春浦調治未愈延余至診之脈洪大而虛舌腫胎黃焦神明瞀亂問之不知所苦時蕭君在坐述所服方大劑滋補藥中加丹澤而病不退何與余曰按此診入少陰心腎同病水不上升火不下降故舌腫胎黃水火不交必神志兩傷故神明瞀亂君所主方誠善第丹澤宜易蓮心

蓋丹澤雖能瀉火而少既濟之功蓮心味苦氣寒直解疹毒且凡仁心向上惟蓮心倒懸而又回環上旋能交通子午使心火下降腎水上升一物之微而三善具備蕭君從之果數劑而諸證悉除祇覺精神疲倦改用蔘朮茸附歸耆輩峻補氣血進數劑頗能觀書余歸得蕭君調理而體復

## 邪入太陰少陰寒化一則

賀梅仙余親家德浦先生季子也性聰穎方成童時道試場中感不正之氣抱病歸醫不知透發疹毒輒用寒涼變證蠭起勢在危急延余至診之脈數無力身熱汗出痰湧咳嗽飲食不進神昏錯語余以爲寒涼過劑剝消正氣邪入太少兩藏隨陰而化是日進四君子湯微扶陽氣次早診之確無疑義即以大劑耆附六君進之三四劑病少減七八劑病證平余歸

囑吏服數劑少減分兩。乃祖世俊公亦善醫。後自以平劑復其體。爾時世俊公謂余曰。是孫發憤自雄。力求上達。即值除元日亦音聲不輟。論令撙節。癖好難移。不無隱憂。越二年梅仙入泮。後竟以用心過度。得痨瘵疾不祿。傷哉。

## 邪出厥陰一則

劉冀卿妻朱氏染病旬日。其舅立葬公飛書召余。余至。云昨日忽變指頭厥冷而脈過肘肩。漸次入心卽死。徐徐用薑湯灌之。良久乃甦。日發二三次。今延君至。未知能治否。診之。脈細。乃知邪出厥陰之經。主當歸四逆湯。一服而愈。經方之神。誠有令人不可思議者。立葬公自是感謝不已。視余極厚。人稱爲忘年交云。

邪入厥少二陰診隨陰化得大劑溫託便通汗出病似小愈而餘邪不服當淸補兼拔一則

朱君筠軒素稟陰藏常服溫補庚寅春染病證類傷寒治經半月延余診之脈洪大而鬆精神疲倦入暮厥熱神昏錯語舌胎浮黑勢危急默思此係診邪傳入厥陰少陰隨陰而化法宜補氣扶陽否則厥深熱退不可爲矣吾友李君融峯與吾同見遂議蔘朮茸附葦大劑進二三服忽夜半便溏一二次渾身汗出

舉家倉皇。余曰。中氣有權。穢腐當去。加之汗出表氣又通。病當解。次日果有起色。越二日余歸。李君接服平補。想已痊可。不料愈近半月。入暮發熱如故。舌胎黃黑。是乃正氣未復。而餘邪不服。當清補兼投。復延余議。用洋浸麥冬枸杞山藥生甘草輩。俟邪詘正信。隨證調理以冀全愈。

邪傳厥陰熱深厥深一則

友人劉星軒妻曾氏病半載六月初延余治入室見門帷窗簾嚴密披裘烘火猶惡風寒診之口燥乾脈浮而數按之有力余汗流浹背刻不忍坐出問其原云自春感風寒至夏初四末厥逆故盛暑能著冬裘不可離火現手足冷過肘膝背亦怕寒前醫皆謂虛損所服純用溫補愈治愈甚余諦審其證厥逆惡寒乃厥陰經證合參脈數有力口燥舌乾背雖畏寒尚

屬厥陰熱邪論中所謂熱深厥深是也。遂主以四逆散加萎蕤當歸白微丹皮生地地骨皮黃芩。一二服去火揭簾。三四服脫裘而服單矣。更用八味逍遙散數劑全痊。後以平補復其體。

## 邪傳厥陰經藏同病一則

族伯巖七月中旬自省垣歸染病治經月餘醫屢更而病愈進至八月十七日延余治診得脉五至左關寸有弦象身熱惡風欲藉衣被蓋覆胸中空曠得布帛束縛其空尚不能耐氣撞頭搖巔頂痛捧扶亦不能强止滿口痰涎唾未已旋復生膽怯心虛目見無數小猴蹲坐櫃上諦視之實物也默思病情率是邪傳厥陰經藏同病厥陰手藏心包絡也前所服達原

諸方多傷胸中清空之氣是以包絡空虛邪傳厥陰隨虛而化則有中空不甯目見猿物之象足藏肝木也風氣主之風木震動故氣撞頭搖挾胃上逆故痰涌巔痛遏鬱不宣故身熱惡風欲藉衣被蓋覆膽怯脈弦者厥陰少陽相表裏連類及之也法宜扶正疏風主以六君合桂枝湯加黃耆北風吳茱明麻方中陳皮用白自膜似包絡以塡實心主宮城差得海上別傳服一劑病減二劑皮膚發疹作癢乃陽虛方

中加附子數劑諸證平後服四君加耆附杞仲山茱歸首鹿膠韭而體全復

計人蔘四錢 焦朮八錢 茯神三錢 陳皮白三錢

黃耆生一兩 防風二錢 明天麻二錢酒蒸 吳茱萸三錢

半夏三錢 桂枝三錢 白芍三錢 炙草二錢

薑棗引

邪入厥陰之藏隨陽而化囊縮熱證一則

王懷四壯年力田。染病旬日。忽舌焦囊縮。延余治。診得脈沈數。咽乾。小便黃赤。大便燥結。以脈證審之。是厥陰大承氣急下之證。然未經歷鍊。遲疑不敢。默思厥陰乃極陰之藏。而得極陽之證。非極陰之物。不足以制極陽之邪。取井底泥塗之。其囊即不縮入。速與大承氣下其結糞。二服而愈。後與族兄克鄰談及此病。兄撫掌曰。吾在中湘時。因客感後。亦患斯證。服溫補劑幾瀕於危幸一老醫進大承氣湯而愈與先生所治之證相同甚矣醫道之不可不講也余曰甕縮一證在傷寒疫病則有熱有寒而在雜病則有寒無熱全在臨證諦審否則殺人在反掌間耳

悮服寒涼邪入三陰沴隨寒化一則

壬辰夏是編落成適門人房姪孫成均永承同時染疫成均體强壯初起證類傷寒服五積散乾嘔不止服橘皮竹茹湯嘔平而熱不退繼以溫託之劑雖渾身疹出而不透五月初三日延余診之脈浮數仍主託裏透表之劑初九日復延余至家人云請某進大柴胡湯數劑得大下熱減好半日昨午後忽神昏錯語癱臥溲便遺失揚手擲足四肢厥冷喉强舌黑痰

聲轆轆，喉關緊閉，灌人蔘生薑湯，滴不能入，未知尚可救否。診之脈浮洪而空，思索半晌，脈證若是，本不可治，然因悞服寒凉，邪入三陰，沴隨寒化，四肢雖厥，捫之而身尚發熱，元陽正在脫離之際，用蔘附招之，或可歸舍。第喉强痰湧，湯藥向能入，即用生薑搗爛炒熱，熨喉關胸膈，宕開寒痰，煎蔘附耆夏竹瀝薑汁，令人以指掐腋下大筋，頻灌之，即能吞下。服一劑，喉關開；二劑，脈少平；四五劑，厥熱退；至十二日，人事乃知大渴索飲心中煩用歸脾湯合生脈散余他往囑令服二劑俟煩渴解即請光馥調理以善其後不意過服二三劑忽又頭重如山嘔逆痰湧不已始請馥以大劑耆附理中加砂桂白胡椒近廿劑方愈永承體羸弱初起自服表劑不愈延醫以小柴胡湯加石斛石膏等味診邪爲寒涼鬱遏精神困倦言微不食急延余診之左脈浮數右弱數舌胎黃厚口苦胸膈鬱熱不堪耐旬日來服藥許多而汗不出余知正氣

衰弱不能託邪外出主人蔘黃耆當歸炙草匡扶正氣蘆根柴胡桔梗生薑宣散沴邪透表而出服三劑汗出熱解乃思食食時微欲嘔手足微厥此悞服寒涼剝削正氣沴邪隨三陰寒化余他往命光馥調理以薑附六君而安後以歸脾湯復元

按喉乃肺脘腋下大筋肺脈所過之道凡喉痛水穀不進湯藥不入者掐之頓開灌以對證之藥或進糜粥屢獲奇效並及

# 疫證治例醫案卷五

侶霞山館珍藏

湘鄉太廓子朱增籍蘭臺氏著

壻戴長銓鏡渠校字

男光馥樹桂

及門諸子 仝參訂

附勞神感風病發成痙神明瞀亂差似癲人一則

吾友謝君芝圃執醮事●勞神感風●歸家忽心神瞀亂●

頸項强手足攣急時口噤時舉動語言多妄若鬼憑之徧求符籙不應月餘延余診之脈浮弦舌胎白滑病作時渾身發熱其父儀堂公謂余曰此必因前用心不虔邪祟臨身今延君診未知脈可否如可再禳余曰非祟也乃痓病也能屏符術遵余治數劑可瘳公喜促方余以脈浮弦舌白滑手足攣急項强口噤作時發熱知風邪尙在經輸神明瞀亂舉動多妄因勞傷心神故爾用天保采薇湯疏散風邪重加人蔘

匡扶正氣一服小愈五六服而病如失

天保采薇湯

羌活　前胡　半夏　陳皮

柴胡　赤芍　白茯　川芎

枳殼　厚樸　桔梗　蒼朮

升麻　葛根　藿香　獨活

甘草

附胃風環唇麻癢一則

族克齋患環唇麻癢。刻難忍。過時以五指掐之。睡必令人頻頻替掐。不可停。否則癢覺。延余治。余以甘菊一兩。知母三錢。甘草二錢。與服。適王槐溪先生在坐。閱余方曰。此胃風耶。吾未之見。及斯病得君方愈矣。果一服而效。

## 附陰寒直中少陰一則

族兄嶷暄於臘月十八日爲公務乘輿往宗祠途次天變栗烈雨雪輿簾失備渾身雪滿十九日歸體倦發熱二十日延余治診之脈遲而弱體困神昏天柱已倒其嗣翠峯已煎麻黃湯俟余來與服余曰脈證若此乃陰寒直中麻黃決不可入口翠以爲明係感寒非麻黃不能治余曰若用麻黃必見害余不任其咎也翠遂憑余用藥以附塊焦朮北耆各半斤北蓋

四兩炙草一兩人蓡四兩鹿茸二錢濃煎頻灌一伏時服至三劑至二十二日下午計服八劑人事稍清天柱已豎頗能起立二十三日陪余飲酒則談笑如常矣厥後翠謂余曰家嚴之恙藥止十劑而貲費二百餘緡分兩之重某所罕見果何故余曰尊公蓡茸耆附日月常服當此大患臨身之際如艨艟巨艦浮沉於大海之中暴風驟至勢甚危急非千鈞之錨不能鎮定也翠嘆服不已

附寒中少陰循脈道上逆腎病及肝一則

余友劉君校亭妻王氏患齒顴痛延余治診之脈沈細數云病自舌根如電掣痛抵齒齦旋轉入左顴骨下按摩不及其痛莫何余思舌爲心苗而腎脈縈舌本齒乃腎餘顴骨肝部舌根如電掣痛抵齒齦旋轉左顴骨下此腎病及肝乙癸同源也以脈驗證乃寒中少陰循脈道上逆主理陰煎加北辛温散腎邪因脈數左顴痛更加丹皮以解肝熱一服病減二三服

全痊。

理陰煎

熟地　當歸　乾薑

甘草炙

水煎熱服。或加肉桂。

附婦人經水適來貪涼過甚邪中三陰寒凝血室目中見鬼一則

吾戚戴君蔡亭之妻歐陽氏辛卯七月初十日抱病十五日延余治診之脈細緊數舌胎白厚其證初起寒顫頭暈左手足厥冷徹骨過肘膝手指攣急腰腹痛甚口渴飲熱目中見鬼食不進經余門人戴生芸亭調治用麻黃附子細辛湯寒顫平繼用人蔘當歸建中湯加杜仲補骨脂俟余議定與服余曰此邪中

三陰經藏同病腹痛屬太陰腰痛厥冷徹骨屬少陰
厥冷而兼消渴屬厥陰立方當統三陰而治所主方
中宜重加薑附服二劑忽云熱自膝臏骨中溜至足
跟余曰陰病難於回陽陽回決愈宜更增薑附與服
第不解暑熱之時而有此寒中三陰脫陽見鬼之證
審問閒葵亭嫂氏出而告曰吾姪月初當行經時貪
涼夜靜更深席地而臥寒或由此受昨宵經復行未
知前藥可再服不余曰可乃思傷寒論婦人傷寒發

熱經水適來晝日明了暮則譫語如見鬼狀者爲熱入血室茲邪中三陰寒凝血室亦目中見鬼雖論無明文可比例而得與脫陽白晝見鬼之論有別遂用薑附薓朮桂枝歸草溫經之劑猛進寒凝之血得煖續下鬼物消而諸證除余歸後芸以薓茸朮附峻補氣血以復其體

附邪中厥陰囊縮寒證一則

李向朝病囊縮治經月餘不效延余治脈沉遲此乃陰寒直中厥陰閱所服方皆純陰滋補之劑愈助其陰則陰邪愈肆宜乎病日臻也余主大劑耆附理中湯而其父沈吟終日不進余詰曰令郎病尚可治宜速服藥何遲疑乃爾曰前醫某初主方時戒耆朮恐其提升戒薑附恐其燥烈服之則愈縮不救今先生正用其所戒而分又極重與某言大背是以不敢余

曰此說甚謬夫陰寒直中陰經得大劑薑附以挽回陽氣者亦以鼓盪中氣則大氣盤旋囊縮之證自愈伊疑釋即進一服次日鬆戢夾而囊信不縮乃歎服吾用藥之果續進十餘服體全復吁醫某不知思求經旨省疾問病務在口給往往用藥之下多行震驚之術如斯病不得吾力信其說不死於病而死於藥反歎天命之短也庸流之害可畏也哉

辛卯六月杪奉命謄錄六經適族孀譚氏子甫

二齡患囊縮證延醫至氏將乃子陰囊緊擎不敢釋云昨夜乘熱貪涼適臥房北牖風入抵鷄鳴是子發熱啼號小腹脹滿痛甚陰囊縮入審視指紋隱隱淡紅默思厥陰經脈繞陰器抵小腹風寒直中厥陰之經故小腹脹痛陰囊縮入發熱乃風寒拂鬱指紋淡紅明係寒徵速合灌豆淋酒一盞隨主桂枝湯倍生薑加吴茱萸附子服一劑而病頓解謹附於此可見風寒直中

厥陰有溫裏攻表兼施之一則。光馥識

豆淋酒去

黑豆一升　燒酒二升

黑豆炒令烟出。隨用燒酒沃之。去豆。溫服。

附挾虛傷寒不溫補助血化汗證變垂危仍用

薑附溫託汗出全解一則

門人籌齋之弟逸卿體羸弱去秋患失血疾愈後即新婚今元旦患傷寒籌以五積散與之頭身體痛惡寒俱證雖除而疲困已極勢危急初三日延余治診之脈微數呼吸短促不入肝腎口渴頻索熱湯耳聾兩乳近脇處微痛渾身熱手心尤甚籌與其弟靜齋商擬小柴胡湯決於余余曰耳聾近脇微痛似柴胡

證而其脈微數呼吸短促似喘體疲困口渴喜熱則係少陰虛寒耳聾乃少陰腎虛之徵發熱是腎氣不足不能託邪外出張景岳所謂挾虛傷寒也主以薓附理陰煎加西砂以疏滯氣易地黃以枸杞緃脇微痛不無邪滯當從末治否則腎脫不救矣服三四劑諸證平惟熱與近脇痛加柴胡二錢許以透表一服渾身津津有汗而解後於本方去柴胡加耆朮以復其體 壬辰

附邪中三陰淄府一則

嬰兒張叶亭孀婦張朱氏所出也其父伯仙兄弟三仲季早世去秋伯仙君相繼而亡家富饒三支僅有此能傳玄草今四月甫歲半自下旬抱足疾諸治不效至七月初一日其外祖吾族曉垣備輿請余往治至其家三世寡母序立而告曰吾家宗祀皆賴此子如其可治藥資千金不惜乃審其指紋隱隱淡紅證則自左膝眼上堅硬如石至胯端而還不仁不用皮

色不變上有血路絡澀形容憔悴血不華色喉舌㿠白頭顱傾倒便溏煩躁見證如是煩難之及閱其所服之方未足疾時稍有寒熱肆行凉散及疾已發妄行攻削六月望後雖請三四名流調理又皆氣血兼補不惟足疾不愈而元氣日見消耗精神日見疲倦此頭顱傾倒便溏煩躁所由作也余思此證率由藥不中病投劑合宜必有生機乃研求經旨内經云邪中於陰從跗臂始此子明係邪中三陰陰寒凝結所

以堅腫如石不仁不用上見血路絡覆非大劑扶陽
抑陰佐培補氣血之品鮮克有濟遂主人蔘四逆湯
加鹿茸耆朮茯苓少用肉桂宣導陽和六七服下黑
溏舉家驚其元氣已壞余曰無憂是藥之力陽剛猛
進中氣有權堅冰得煖而下邪還於府之兆也又十
餘劑下痰涎狀若魚目余喜曰病根拔矣益合守服
此方數十劑腫漸消體漸復而愈內經中陰溜府之
義旨哉言乎乙丑

附太陽少陰兩感證少陰得人蔘四逆寒凝已解而太陽餘熱入胃一則

從兄敬皇妻劉氏患傷寒發熱惡寒腰痛如折經數日延余歸診之脈沉細數神識不清余曰此兩感傷寒也進人蔘四逆湯數劑諸證愈過三四日忽日晡時微熱求更方余曰原方再進二三劑看何如翼日觀之日晡熱甚余知少陰藏寒少退而太陽表邪入府用調胃承氣湯微瀉其熱乃得然猶不敢遽用合

再服原方。次日下午，乃進調胃承氣湯甫半劑，則便溏；再進則速下二三次，潮熱頓已。仍合服原方，以復其初。

## 附氣虛傷暑清暑益氣一則

李鴻書夏月抱病咳嗽煩滿身熱汗出夜則神昏錯語口乾小便短醫作虛勞治經月餘轉劇求治於余診之六脈虛數舌色深赤知係暑病咳嗽煩滿身熱汗出夜則神昏錯語卽經所謂因於暑汗煩則喘滿靜則多言體若燔炭是也口乾尿短舌色深赤正暑熱內淫之徵然六脈虛數正氣已傷第清解暑熱而不滋補氣液恐致變生不測遂主生脈合天水散加

辰砂一服神清•三四服病巳•

生脈飲

人蔘　麥門冬　五味子

水煎服

附溼熱下溜魄門則生痔痔隱溼熱上蒸證似

虛勞一則

余親家戴君酉齋乙亥九月下旬患乾咳無痰引左右脇痛胸緊潮熱晝夜不眠飲食漸廢肌肉消瘦諸治不效十月杪延余治備述病由六月府試時生一外痔如雞子大考一塲發一次即消終未灌濃余思溼熱下溜魄門則生痔痔不潰而隱溼熱無從而泄積久上蒸氣道故見乾咳脇痛潮熱不眠食減肌消差

似虛勞之證不祛溼熱病不能瘳然元氣已壞燥溼淸熱又在所禁必甘平滲溼生元氣於無形消溼熱於有形乃克有濟遂以萎蕤一兩山藥八錢苡仁生用四錢白蘚皮冰糖水炒四錢當歸四錢酒芍三錢貝母三錢茯苓三錢甘草炙一錢進一劑卽安睡半夜次早食飯一頓余住四日歸病將全愈飲食如常令服廿劑後加大棗萎蕤蜜用服近五十劑體復元矣

附霍亂服薑附過燥潤喉通關一則

憶新莽過歲時患霍亂證服附子理中嘔瀉雖止兩日竄視有油膜上裹身僵直不能吮乳趕余歸亦束手無策翼早靜探氣息呼吸停勻不無可生之機乃思或是薑附過劑喉中乾燥潤喉即所以通關隨以腈肉數片龍眼肉三枚蒸湯茶匙緩緩灌之初進二三匙雖不能吞覺口呀呀然動少頃又進一匙似達喉關而下繼進頗能吞乃擠乳頻頻進之至日中則

能吮乳矣。因薑附過劑。戒令不藥。祇以乳調之。旬日乃痊。

## 痰火爲害變生狂疾一則 附

族芝軒素性豪俠因營謀不遂夙夜焦思傷神忽昏狂妄語不諱善惡延余治當診脈時端坐如常余知其心尚能主持脈圓靜平和家人咸以癲疾目之恐難治余曰乃痰火爲害變生狂疾此顯而易見者也若隱而難測者變態百端不可名狀雖周夢覺怪病論尚未足以窮其變遂以王隱君滾痰丸與服亶攻頑痰每日兼服一二陰煎黃連易蓮心以撲燎原之火

計服滾痰丸四五料二一陰煎數十劑下膠痰半桶如魚目狀其疾乃瘳

滾痰丸

青礞石一兩　沈香五錢　大黃酒蒸八兩

黃芩八兩

右將礞石打碎用焰硝一兩同入瓦罐內鹽泥固濟晒乾火煆石色如金爲度研末和諸藥水丸量人虛實服之薑湯送下

心肝火王怪變百出必須舉水滅火持金伐木

一則　附

房粹田抱病延余治診其脈弦數問之不知所苦狀似懞懨但目不了了知變證難測令家人日夜監守不可疏忽是夜從之而監守人以余言爲妄稍睡粹即衝出至大門外厲聲疾呼踰垣上屋家人驚起拏之始歎余有先見之明主以梔子金花湯而莫之信以爲邪祟不必服也待符籙不應則用之余欲歸堅

詈之越日更甚時而嘻笑時而怒罵時而手舞足蹈時而嬉戲仰臥手足上亂脊之中骨著席如圓之轉如磨之旋術士不敢近惟余入室診脈靜默端坐出則如故若是者又旬日邇時父執蔚齋主持其家飭合屏符術信余方余思病原乃火王制金不能平木木火煽發故嘻笑怒罵怪狂百出非舉水滅火持金伐木鮮克有濟仍進梔子金花湯加玄蔘生地隨用鐵落飲數劑少平廿餘劑而愈愈後靜默不言余知

鐵落重鎮、有傷中氣。更用萎蕤石斛生耆甘草山藥、
平淡養氣之劑。廿餘劑乃如常矣。
憶昔從平石師遊。治陳訓三傷風誤治變成癆
瘵。吾師進丹溪敗毒散。咳嗽、痰血之證俱愈。忽
變角弓反張。一日二三發。手足指尖着席、肚腹
上仰如礄。聾壓之亦不能平。待半時許漸次而
下。吾師以風寒得表而出。散見經輸。治之較前
尤易。合家人無駭。主天保采薇湯。數服而愈案

載王公藏本茲謹錄之以爲手足上亂圈轉磨旋之對待證奇事常無庸咤異

## 生鐵落飲

鐵落一盞水六杯煮取三杯入下項藥　石膏一兩　龍齒

茯苓　防風各七分　黑薓　秦艽各五錢

鐵落水三杯煎一杯服一日兩服

附熱邪干胃狂譏無倫一則

謝君芝圃曾痙病治驗過十餘年。狂妄無倫。言善惡不避親疏。登高而呼。棄衣而走。監守不敢少疏。家人疑是舊病復作。延余至診之。脈滑疾。汗出如雨。乃陽明府急下之證。因稟賦虧弱。用當歸承氣湯。使邪去而正不傷。一服狂定。二三服霍然。謝君之病前後不同。全在見證用藥也。

保命當歸承氣湯

當歸一兩　大黃一兩　芒硝七錢

甘草五錢

水一大碗，薑三片，棗十枚，煎至一半，溫服。治陽狂奔走，罵詈不知親疏，此陽有餘陰不足。大黃、芒硝去胃中實熱，當歸補血益陰，甘草緩中，加薑、棗者，調胃氣也。以大利爲度。經云：微者逆之，甚者從之。此之謂也。

附心神不足病發善笑必補養心神一則

吾友謝君漢亭妻鄧氏當未字時忽善笑日數發每發數十笑至聲不能轉而後已已後神疲氣餒家人疑是祟偏求術治不應漸次肌肉消瘦起臥不安乃延余治診之脈弱默求經旨心主笑屬實爲狂病之漸此女脈弱難作實看細思膻中屬心主宮城經云膻中者臣使之官喜樂出焉此必心神不足無有主持致膻中失職而喜樂無常補養心神使膻中臣使

有權喜樂適時則笑自止遂主歸脾湯去木香加半夏倍用龍眼肉數十劑果效

歸脾湯

人蔘　龍眼肉　黃耆

甘草　茯苓　木香

白朮　酸棗仁　遠志

當歸

薑三片水煎服

附藏燥病久悲哭傷肺須補肺氣液一則

房兄鶴堂爲妻氏病延余治。余住其家，忽聞哭聲徹戶外。詢之，云乃媳某氏病經年餘，符籙藥餌設法待盡，不應。每月數發，發則急燥異常，燥極則哭，數時乃止，如平人。現較前更甚，旬日數發。余曰：此藥病也，係藏燥證，以甘麥大棗湯與之。顧謂余曰：此方去歲王某已用之矣，計服小麥斗許，不應。余曰：若是，再想方。次早診畢，細詢家人：哭時有淚否？曰：淚頻頻下。乃思甘麥大棗湯治藏燥實證而藏燥豈無虛證乎年餘淚下必傷肺液液愈傷則燥愈甚是以較前更劇即以保元湯去桂大補氣液加龍骨牡蠣交媾心腎茯苓半夏洗滌痰飲十餘服決愈果數劑而病不復作

保元湯

人蔘　黃耆　肉桂　甘草炙

甘麥大棗湯

甘草　小麥　大棗

附胃陰不足致咽燥乾嘔須養胃清燥一則

吾友王君復且妻朱氏患嘔逆證，氣息奄奄，勢危急，延余診之。脈微數，述所服温燥藥俱不應，乾嘔，咽中乾燥至賁門，欲飲水自救，水入即嘔，飲食不進已廿餘日矣。余思胃主受納，其脘通咽，穀氣從而散宣，此必胃陰不足，欲散精上營於咽而不能，所以咽燥乾嘔，用之温燥日進，其陰更傷。法當補養胃陰，倘胃陰一線未盡，或者可救。遂用人蔘、山藥、芡實、炙草養胃天精草清燥止渴。頻頻灌入。一服嘔平。數劑全痊。

附胃氣不能統攝以致嘔吐清涎肌肉消瘦須

養胃調中一則

社青六妻某氏患惡阻證投以止吐温中之劑而更甚肌肉消瘦已臥不能起矣牀頭枕邊嘔吐清涎水穀不進將近一月青以爲決弗治不過延余以盡其力余思温中止嘔之劑服而不愈者乃胃氣不能統攝總津液之消亡故嘔吐清涎肌肉日就消瘦不補胃養液鮮克有濟遂用人蔘山藥茯實炙草專補胃

中氣液煨薑暢胃調中一服嘔止十餘服而體復此與王朱氏案爭在引用一味治法判若天淵

## 附厥陰風木震動變生嘔逆一則

朱君紹元側室盧氏得虛勞證肌肉消瘦延余治診之脈細數無神繞臍痛如圍箍時而喉癢如絲若電掣過所進之食即隨涎沫吐出余思環臍乃厥陰地部喉癢如絲若電掣過乃風木震動以厥陰之脈上達喉嚨嘔吐涎沫係厥陰見證遂主吳茱萸湯加肉桂茯苓數劑喉癢止嘔痛頓除舉家稱病尋愈余曰脈數無神肺脾更甚祇可云小愈仲秋之交恐難越

過。後果近季秋而逝。

附腎中水勝火不生土土不制水怪變百出一則

王君徵聘妻陳氏壬申九月初忽神明瞀亂悲泣無常進蒙石滾痰丸之屬不效十一月杪延余治脈微弱肌肉瞤惕目光朦朧初視可久則昏視地若窗櫺人扶立之猶不敢履驚恐頻生欲人圍繞每日嘔清涎數盌中有頑痰如豆大破之青黑嘔出此痰人事稍清諸證略減審是乃腎陽衰微以致怪變百出蓋

腎爲水火之宅性命之根火賴水涵水藉火溫水火平秘壽命永固夫固有不可偏者茲腎中水勝火不生土土不制水任其飮邪肆逆凌心傷神則驚悸脊亂侵肺傷魄則悲哀泣涕窒礙正氣不能溫養肌肉運行四肢則肉瞤筋惕手足力弱禪宗所謂白浪滔天大千俱壞理可引證而秦越人所謂重陰者癲之旨詢洞見人之藏府矣其長歎不已者腎主呻吟也視地若窗牖人扶立之不敢履者坎隸於腎坎者陷

也坎陽淪溺志傷恐生怯寒諸證蠭起浮熱汗出者虛陽浮越也視物朦朧者火不燭物也更微以面青白脈微弱則陽衰飲肆愈無疑矣嘔出頑痰則隧道不壅中氣頗能升降所以人事稍清諸證略減先以燥土滌飲燮理陰陽用桂枝甘草龍骨牡蠣湯加苓夏附子四服驚恐歎息之證已次用苓桂朮甘合六君子加附子天麻羚羊角羚羊性靈其精在角雖用於堤土制水之中性雖微寒不助飲邪藉靈物以鎮

驚息風乃逆從並用之方也四服肉瞤筋惕之證平終用真武湯坐鎮北方攝服龍蛇則海不揚波矣

桂枝甘草龍骨牡蠣湯

桂枝　甘草　龍骨　牡蠣

水煎溫服

附痰因欲火鬱結變生咳髮怪病一則

族柳溪甫及冠得咳髮疾渠家聞吾師王平石公治姪心衡咳血吐髮用六味合玉女煎加螳蜋而愈檢方欲進而不敢延余至以定從違余診之體肥脈滑咳嗽吐白痰痰中有髮由短而長初四五分今七八分腳微白上截淡黃逐日而生思索日夜吾師成方難用憶陳遠公有怪病多生於痰之說然猶豫不敢立方適房兄杏村同寢言及此子欲心早熾未遂因

獲斯疾。余喜曰。得之矣。此病爲欲火薰蒸痰涎而成。其髮有腳。吾師案中載髮生胃脘。凡物遇土而生。論解最確。第病原不同。此宜祛痰開鬱。遂主三因四七湯。決服六劑愈。僅四劑。痰除髮滅矣。是疾吾師早有成方。棄而不用者。以病不屬陰虛火燥。服之恐成癆瘵。今別生方法而取效如此。憾不起吾師於九原以相質證也。

按師用蝗蜋治吐髮疾者。蓋蝗蜋善食髮。蝗蜋

目黃食此卽靑色從格物中悟出治法故取效最捷是亦蜎合虎甲蛇合豹止物有相制之義

三因四七湯

半夏生薑汁炒三錢　厚樸生薑汁炒三錢　茯苓一兩

紫蘇二錢

附邪傳厥陰少陰風水相搏病發奔豚一則

族愼齋於庚寅正月中旬因感風寒忽發風疹疹隱則腹痛服附子理中之屬月餘更甚二月杪延余治診之脈弱有物自少腹起上衝咽喉衝激時雷鳴切痛發作欲死頭面腫大其痛少止頭面氣消其痛復作小便不利此乃腎邪挾肝氣上逆病名奔豚氣水相搏有滔天之勢故聲若雷鳴上衝咽喉水邪逆而不下故小便不利風氣外行頭面故痛止風氣內入

少腹故痛作即與茯苓桂枝甘草大棗湯數劑復發痧痛減大半更服奔豘湯而愈但須忌房事多服補劑以善後辛卯孀婦張朱氏患斯證勢危急亦用前方而愈因嘆世之死於斯者甚多皆由不善治耳

附水飲射肺變生胸膈皮膚肌肉刺痛等證治經數月不嘔水汗出終莫能測一則

房濟美於庚寅春患腹痛。延余診之。脈遲弱。主溫中之劑。病雖愈而脈如故。令其加意保養。庶免復發。至季秋病果復作。服原方不應。更醫治之。亦不應。至辛卯春仍延余。謂自去秋病發以來。至冬漸次小便短少。胸膈皮膚肌肉之分刺痛不休。內府無恙。每日午後更甚。晝夜張目不眠。匍匐牀褥。病狀苦不能訴。診之。脈雖沉遲。却有胃氣。主朮附萸苓桂砂沉香輩。余住其家數日。連延數醫至。皆以余方爲善。服數劑少平。過日復作如故。自是徧求名醫。愈治愈危。至七月杪。適余住族玉峯家。其兄元吉來告曰。吾弟大肉已脫。日進蔘茸而汗不止。且嘔清涎。後事已備。請診以决久暫。余至其家。診之形色黯慘。生氣索然。病勢較前尤甚。審辨間。忽嘔清涎盂許。大汗如雨。坐視片時。問胸膈尚刺痛否。曰嘔出此涎。刺痛即止。過日復如故近日來大略如此所服諸藥如水激石吾病恐不起矣余曰脈尚有胃氣雖作凶論細思嘔水汗出小便短少乃是水邪射肺肺居胸膈而主皮毛故胸膈皮膚肌肉之分刺痛心居肺下水氣凌之則心君不甯百體失令故張目不眠匍匐牀榻飲邪停蓄內府得一涌而出而散在皮膚者非從汗不能解故嘔汗之後刺痛頓止過日水邪續積故病復作不治水焉能愈始悔前病機未露見不及此然亡羊補牢猶未

爲晚遂宗長沙水逆證治之主五苓散元以汗出不敢進余曰此水邪泛溢皮膚當從汗泄非汗脫者比服之水道通利汗必自止一服果然促令服數劑痛亦稍減隨令服苓桂朮甘湯決愈不必別求方術後服三十劑身微浮腫頸項强急余以病機向外原方加防風附子更增桂枝服數劑項强證減仍服原方以收全功服至五六十劑病愈漸次復元矣

苓桂朮甘湯　茯苓　桂枝　白朮　甘草炙

## 附中樞不運升降失職法宜扶陽培土使中氣有權升降自如一則

吾友譚君新伯患滯下旬日多方調治不應余至時腹痛嘔逆裏急後重坐不離圊就診之脈弦細神疲力竭刻難忍過細思脈證必是中樞不運升降失職法宜扶陽培土使中氣有權升降自如則愈遂主黃芽湯加桂枝半夏飲入於胃聽中氣之旋轉領桂枝以升淸陽則後重無慮領半夏以降濁陰則嘔逆自

止因腹痛更加砂仁醒脾胃而疏滯氣果一服而效不日間族求一患此證因調治失宜腹脹兩便不通勢危急求余治亦是中樞不運清陽下陷升清而濁自降用前方去半夏立效

黃芽湯 黃坤載

人蔘三錢　茯苓二錢　乾薑二錢

甘草炙二錢　水煎溫服

按此乃黃氏得意之方從理中湯化而裁之去白

朮之壅滯易茯苓之淡滲漫草養胃陰薑苓扶脾陽陰陽合德中極乃運道家所謂黄芽生處坎離交也

附午後鼓脹屬離火不生艮土一則

吾友李君秋實其冢嗣克生病鼓脹延余治診之脈弱値午中腹漸脹日晡脹甚至夜早又無恙每日祇辰食一頓午食則脹不能堪如是者累月余以午後群陰用事法宜扶陽宗嘉言執中樞以運四旁主附子理中湯乃祖杰山公顧曰是方已服數十劑分兩亦同約服薑附各數斤而病更進何與余曰此方既已屢服當爲更之默以朱子陽生於子而極於午陰

生於午而極於子之理準之則附子理中乃此證的方何投而不應又思趙養葵有云坤土爲坎水所生艮土爲離火所生附子補坎水以生坤土不能補離火以生艮土此病值午而腹漸脹必艮土失離火之生也欲補艮土須四君補離火須遠志棗仁翼早遂改四君子湯加遠志棗仁杰公云今方與昨大異其理何在余舉朱子趙氏之言以對公喜曰吾孫病痊矣第理解深邃非有道不能及此果四服而愈

備錄方

敗毒散

柴胡 前胡 羌活 獨活 茯苓 枳殼

桔梗 川芎 甘草 薄荷 加生薑煎。加人蔘

名人蔘敗毒散。

九味羌活湯

羌活 防風 蒼朮 細辛 白芷 川芎

黃芩 生地 甘草 加生薑葱白煎。

吳氏達原飲

檳榔 厚樸 知母 黃芩 芍藥 草菓仁

甘草 白水煎。

吳氏清燥養營湯

知母 花粉 歸身 白芍 甘草 生地

陳皮 加燈心煎。

吳氏三消飲

檳榔 厚樸 草菓 知母 葛根 芍藥

甘草　羌活　黃芩　柴胡　大黃　加薑棗煎

梔子金花湯

黃連　黃芩　黃蘗　梔子　大黃　水煎服

化斑湯

石膏　知母　甘草　人蔘　白米煎或加玄蔘

犀角

消斑青黛湯

黃連　甘草　石膏　知母　柴胡　生地

玄蔘 山梔 犀角 青黛 人蔘 苦酒與水煎。大便實者去人蔘加大黄。

元麥地黄湯

元蔘 麥冬 熟地 山藥 茯苓 山茱肉酒潤 丹皮 澤瀉

地骨皮飲

當歸 熟地 白芍 川芎 地骨皮 牡丹皮 水煎服。

八味逍遙散

柴胡　當歸　白芍　白朮　茯苓　甘草

丹皮　梔子　加煨薑薄荷煎。

七福飲

人蔘　熟地　當歸　白朮　炙草　棗仁

遠志　水煎溫服。

大補元煎

人蔘　山藥炒　熟地　杜仲　當歸　山茱肉

枸杞 炙草 水煎溫服。

六味回陽飲

人蔘 製附子 炮乾薑 炙甘草 熟地黄

當歸身 水煎溫服。

蔘苓白朮散

人蔘 白朮炒土 茯苓 甘草炙 山藥炒 扁豆炒

薏仁炒 陳皮 砂仁 桔梗 蓮肉炒去心 薑棗引

十全大補湯

人蔘 白朮 茯苓 甘草炙 熟地 當歸

白芍 川芎 黃耆 肉桂 薑棗引

四君子湯

人蔘 白朮 茯苓 甘草炙 加薑棗煎。

六君子湯

人蔘 白朮 茯苓 甘草炙 陳皮 半夏

加薑棗煎。去半夏名異功散。

補中益氣湯

人蔘　白朮炒　黃耆蜜炙　甘草炙　陳皮　當歸

升麻　柴胡　加薑棗煎

茯苓桂枝甘草大棗湯

茯苓　桂枝　甘草　大棗　甘瀾水煎。作甘瀾水法。取水一斗。置在盆內。以杓揚之。水上有珠子五六千顆相逐。取用之。

奔豚湯

甘草　當歸　芎藭　黃芩　芍藥　半夏

生薑　生葛　甘李根白皮　水煎溫服

備急方

雷擊散　治硃砂證又名心經疔初起衇散牙關緊閉心內發慌手足痲木閉目不語喉腫心痛醫多不識誤認喉風非也此方並治一切感冒瘟疫痧證皆能立效如神

牙皂　北細辛各二錢半　硃砂　明雄黃各二錢半　枯礬

白芷各一錢　霍香三錢　桔梗　防風　木香　貫衆

陳皮　蘇薄荷　製半夏　甘草各二錢

共研極細末。貯瓶中。勿洩氣。隨帶身傍。凡遇急證。取二三分。吹入鼻中。再用一二錢。薑湯冲服。服後安臥片時。汗出而愈。此方於乾隆元年間。貴州省疫厲盛行。忽於丹平山石壁上。雷火擊書此方。活人無數。道光元年。江南各省。軟脚瘟盛行。亦照此方治之。神效無比。

諸葛武侯平安散　專治一切痧閉證

硃砂　明雄黃各一錢　牙硝　麝香　冰片各一分

硼砂三分

共研極細末。磁瓶收貯。每用骨簪蘸點一二三釐在大眼角內。點後忌熱茶飲食半日即愈。

## 川督普濟丹

眞茅山蒼朮三兩　錦紋大黃六兩　麝香須上好者三錢　丁香六錢

眞蟾酥九錢燒酒化　甘草去皮微炒二兩四錢　明天麻　硃砂研細

水飛明雄黃研細水飛　麻黃去節各三兩六錢

石各爲細末須端陽日午時於淨室處製以蟾酥燒酒化爲丸如不膠粘酌和以糯米粥漿丸如菉荳子大用硃砂爲衣候乾磁瓶收貯

八仙救苦鍼方　此方得之方外無論男婦老幼一切風溼寒凝氣痛不能忍者如法鍼之無不神效熱痛及孕婦忌用

熟艾七錢　麝香五分　冰片　牙硝各一錢　明雄黃三錢

母丁香　附子各二錢　上桂一錢半

右擇丙丁日午時共爲細末用上好皮紙捲作條子以綫絆約兩頭外層加頂上紅紙再捲務令極緊乃用鷄子清刷之陰乾數年不洩氣用時以鍼向燈上然着隨用紙三五層貼蓋患處將熱鍼按於紙上旋轉熨之病深者再然再熨立瘥

以上四方親手歷驗有心濟世者預備隨帶身傍以應倉卒之急功莫大焉特及

跋

朱君蘭臺善醫歲壬辰吾母遘疾諸醫束手得君診視旬日而安因出其所著疫證治例示余囑跋其末噫醫之道微矣非神識超妙思力精專則不能會通乎二氣五行之理而非閱歷多運用熟則亦不能隨時變通心手相調君善讀古書別有神契而又積數十年證驗之功神明於法而不拘拘於法所由超出乎時醫之上也抑余觀君博學多聞善談名理於形

家言尤能批郤導窾洞中肯綮然則僅以善醫目君
猶未足以盡君也壬辰六月天貺節李長機謹跋

終